Carl-Auer

Josephin Lorenz

Anders ist eine Variation von richtig

PEP und Kunsttherapie bei Autismus

2020

Themenreihe »Reden reicht nicht!?«
hrsg. von Michael Bohne, Gunther Schmidt und Bernhard Trenkle
Reihengestaltung: Uwe Göbel
Umschlaggestaltung: Heinrich Eiermann
Umschlagfoto: © elxeneize/PantherMedia
Satz: Verlagsservice Hegele, Heiligkreuzsteinach
Illustrationen: Tim Schilling
Printed in Germany
Druck und Bindung: CPI books GmbH, Leck

MIX
Papier aus verantwortungsvollen Quellen
FSC® C083411

CPI klimaneutral
Mehr Bäume.Weniger CO_2

Erste Auflage, 2020
ISBN 978-3-8497-0360-8 (Printausgabe)
ISBN 978-3-8497-8250-4 (ePub)

Bibliografische Information der Deutschen Nationalbibliothek:
Die Deutsche Nationalbibliothek verzeichnet diese Publikation in der Deutschen Nationalbibliografie; detaillierte bibliografische Daten sind im Internet über http://dnb.d-nb.de abrufbar.

Informationen zu unserem gesamten Programm, unseren Autoren und zum Verlag finden Sie unter: **https://www.carl-auer.de/**.
Wenn Sie Interesse an unseren monatlichen Nachrichten haben, können Sie dort auch den Newsletter abonnieren.

Carl-Auer Verlag GmbH
Vangerowstraße 14 • 69115 Heidelberg
Tel. +49 6221 6438-0 • Fax +49 6221 6438-22
info@carl-auer.de

Inhalt

Geleitwort

Es ist mir eine große Freude, zum vorliegenden Buch *Anders ist eine Variation von richtig* von Josephin Lorenz ein Geleitwort beisteuern zu können. Dies tue ich u. a. deshalb sehr gerne, weil ich als Facharzt für Psychiatrie und Psychotherapie sowie als Ausbilder von nunmehr ca. 3000 Kolleginnen und Kollegen in Prozess- und Embodimentfokussierter Psychotherapie (PEP) das Gefühl nicht loswerde, dass wir alle noch ziemlich große Wissenslücken in puncto Autismus haben. In dieser Hinsicht war meine eigene Lernkurve während der gesamten Lektüre sehr hoch.

Besonders fasziniert hat mich neben Josephin Lorenz' *therapeutischer* Unterstützung ihre überraschende, kreative, ressourcenorientierte und zutiefst wertschätzende Sicht auf Menschen mit jener besonderen Wahrnehmung. Die diesem Buch zugrundeliegende Haltung, Autismus nicht per se als Störung zu betrachten, sondern immer klar und deutlich auch auf die vorhandenen Stärken und Fähigkeiten zu fokussieren, öffnet neue Denk- und Fühlräume und scheint mir eine sowohl respektvoll-kreative, als auch sehr menschenwürdige Herangehensweise zu sein. Leben wir doch in einer Zeit, in der von der Norm abweichendes Verhalten und Empfinden schnell mit neuen Diagnosen versehen werden. So entlastend eine Diagnose sein kann, so stigmatisierend und damit ausgrenzend und potenziell schädigend kann sie sein. Diagnosen haben überdies nicht selten etwas von struktureller Gewalt, gerade wenn Menschen mit dieser Diagnose zwangsläufig einer bestimmten sogenannten evidenzbasierten Behandlungsmethode zugeführt werden sollen, die sie so vielleicht gar nicht haben wollen. Da gerät dann schnell aus dem Fokus, was für den einzelnen betroffen Menschen wirklich passend, hilfreich und individuell richtig ist. So aber hat wahre Humanmedizin zu sein.

Als Mitherausgeber der Reihe *Reden reicht nicht* freut es mich sehr, wie dezidiert die Autorin aufzeigt, dass die Integration des Körpers bei der Veränderung von Emotionen und Glaubenssätzen auch im Autismusfeld unabdingbar ist.

Ganz besonders beeindruckt haben mich auch die ästhetisch ansprechenden Zeichnungen vom Tim, dem »jungen Illustrator mit Autismuskompetenz«.

Ich wünsche dem Buch, dass es möglichst viele Leserinnen und Leser findet und dadurch das Verständnis für diese besonderen Menschen wächst. Menschen, die nicht selten Bereicherndes in die Welt gebracht haben, was so niemand anderes hätte in die Welt bringen können.

Dr. med. Michael Bohne
Hannover, im Juli 2020

Vorwort

In meiner langjährigen Praxis mit *Kindern und Jugendlichen aus dem Autismus-Spektrum* hatte ich viele berührende Begegnungen mit diesen besonderen Menschen. Eine Situation werde ich sicher nie vergessen: Einmal fragte mich der kleine, fünfjährige Albert mit seinen verwuschelten Haaren in einer Therapiestunde, warum Bill, sein Gruppenpartner, so kauzig sei. Dieses Wort »kauzig« aus dem Munde eines kleinen Jungen zu hören war schon besonders. Die Frage erstaunte mich jedoch insofern umso mehr, als mir Albert mit seiner enthusiastischen Art, Schnecken zu sammeln, selbst als sehr skurril und kauzig aufgefallen war.

Kinder, Jugendliche und Erwachsene aus dem Autismus-Spektrum verarbeiten die Eindrücke aus ihrer Umwelt sehr individuell. Aufgrund einer anderen Informations- und Wahrnehmungsverarbeitung haben sie besondere Schwierigkeiten in den Bereichen Kommunikation und Sozialverhalten. So führt z. B. ihr wortwörtliches Sprachverständnis im Alltag oft zu Missverständnissen. Ein Teufelskreis von gegenseitiger Ablehnung beginnt. Die Betroffenen kämpfen in der Folge nicht nur mit einem erhöhten Stresslevel, sondern leiden in der Regel auch unter einem geringen Selbstwertgefühl und oft zusätzlich an Depressionen und Ängsten.

Die meisten der bestehenden pädagogischen und therapeutischen Konzepte konzentrieren sich darauf, Unterstützung dahingehend anzubieten, dass diese Menschen an ihren autismusbedingten Schwachstellen gezielt trainieren, um sich so besser anpassen zu können. Demgegenüber erlebe ich immer wieder, wie hilfreich es für meine Klienten ist, dass sie achtsam für ihre autismusspezifischen Bedürfnisse werden. Auch fällt es ihnen meist schwer wahrzunehmen, was ihnen bereits alles gelingt. Zu intensiv haben sie gelernt, dass sie an ihren Schwächen »arbeiten« müssen.

Anders ist eine Variation von richtig nimmt eine neue Sichtweise auf die Unterstützung von Menschen aus dem Autismus-Spektrum ein. Bewusst verzichte ich in diesem Buch auf die Bezeichnung »Autismus-Spektrum-Störung«, wie sie laut der WHO (Weltgesundheitsorganisation) genannt wird. Diesem Buch liegt eine Haltung zugrunde, die Autismus nicht per se als Störung betrachtet. Stärken und Fähigkeiten werden gewürdigt und unterstützt, ohne autismusspezifische Probleme zu vernachlässigen.

Ich schließe mich der Äußerung von Phil Schwarz, Vizepräsident der *Asperger's Association of New England* (AANE), an (Schwarz 2020):

> »Ich glaube, dass Autismus so ein subtiler Mix von neurologischen Abweichungen von der Norm ist, dass man, wenn man ihn wirklich auf einer genetischen Ebene verhindern wollte, nicht nur die Kombination aus Behinderungen verhindern würde, die daraus entstehen, sondern auch Genius, Humor, Talent und nützliche unterschiedliche Arten zu denken und zu fühlen, Kunst zu schaffen und wissenschaftliche Erkenntnisse zu gewinnen, die ebenfalls aus diesen neurologischen Abweichungen resultieren können. Die meisten autistischen Menschen, die ich kenne, gehören zu den zutiefst menschlichen Personen, die ich kenne. Die Menschheit wäre weit, weit ärmer ohne Leute wie sie.«

Linus Müller, der Gründer von *Autismus-Kultur.de* schreibt in seinem Blog, dass es viele unterschiedliche autistische Menschen gibt:

> »Wir sind alt oder jung, schwul oder transgender, Migrant*innen oder Geflüchtete, schwarz oder jüdisch, lernbehindert oder hochbegabt, depressiv oder obdachlos. Diese Vielfalt muss sich widerspiegeln in der Unterstützung für autistische Menschen.«

Bei so vielen unterschiedlichen Erscheinungsformen von Autismus wird deutlich, wie entscheidend es für eine gelungene Unterstützung ist, dass sie auf den jeweiligen Menschen individuell angepasst wird und Eigendynamiken berücksichtigt werden.

Menschen aus dem Autismus-Spektrum benötigen also unterschiedlichste Hilfen, je nach Grad der individuellen Abweichungen von der Norm. Entscheidend ist, dass man Methoden findet, die ihnen helfen, ihre Potenziale zu entdecken, wertzuschätzen und zum Ausdruck zu bringen. Dementsprechend ist es meine therapeutische Grundhaltung, gemeinsam mit dem Klienten neue Wege zu finden, wenn alte ausgetretene Wege nicht oder nicht mehr hilfreich sind. Entscheidend ist für mich die Erfahrung, dass Kreativität bei jedem anders aussieht und individuelle Zufriedenheit bei jedem auf andere Weise entsteht.

In meiner täglichen Arbeit begleite ich in der Regel Menschen aus dem Autismus-Spektrum, denen die Sprache als Ausdrucksmittel zur Verfügung steht. Eine Methode für solche Klienten ist die *Prozess- und Embodimentfokussierte Psychologie*, kurz PEP®. Sie ermöglicht eine strukturierte und vorhersehbare Arbeitsweise, die neue Sichtweisen eröffnet. PEP beinhaltet verschiedene Techniken und Interventionsstrategien, die den Umgang mit heftigen Gefühlen oder belastenden Erlebnissen erleichtern und die Bearbeitung hinderlicher Beziehungsmuster, Glaubenssätze und Überzeugungen unterstützen.

Damit PEP wirksam eingesetzt werden kann, ist es wichtig, Vertrauen zu sich und zum Gegenüber aufzubauen. Kreative Angebote eignen sich dafür bei Menschen aus dem Autismus-Spektrum sehr gut. Denn diese Menschen haben zu oft gehört, was sie alles lernen und woran sie »arbeiten« müssen. »Arbeiten« und »müssen« – das klingt nicht nach Lebensfreude und Leichtigkeit. Doch gerade Leichtigkeit, Zuversicht und Humor öffnen Wege, Neues zu entdecken und damit zu experimentieren.

Das gilt nicht nur für die Betroffenen selbst: Auch Eltern, Erzieher, Lehrer oder Therapeuten können die Herausforderungen leichter meistern, wenn sie eigene Ressourcen und Potenziale (wieder-)entdecken und sich von einschränkenden Glaubenssätzen lösen. Das in diesem Buch beschriebene Klopfen aus der PEP ist eine einfach zu erlernende Technik, die jeder selbst anwenden kann, um negative Gefühle und Glaubenssätze zu überwinden sowie Blockaden und Hindernisse für ein leichteres Miteinander aus dem Weg zu räumen.

Natürlich ist PEP keine neue »Wundermethode«. Manchmal ermöglicht sie eine erstaunlich schnelle Entlastung für den Anwender. Wenn sich nicht die gewünschte Entlastung einstellt, ist jedoch auch ein beständiges Anwenden – bei festsitzenden Blockaden auch mit Unterstützung eines darin geschulten Therapeuten – notwendig, um die gewünschte Veränderung herbeizuführen. Wenn sich beim Lesen dieses Buches und beim Anwenden der PEP also nicht gleich die gewünschte Wirkung zeigt, scheuen Sie sich nicht, sich Unterstützung zu holen.[1]

Die *Prozess- und Embodimentfokussierte Psychologie* ist eine sehr hilfreiche Methode, um in der Begleitung von Menschen aus dem

1 Wenn Sie PEP in Ihre professionelle Arbeit als Therapeut, Psychiater oder Lehrer integrieren wollen, ersetzt dieses Buch natürlich nicht die umfassende und detaillierte Ausbildung bei Michael Bohne.

Autismus-Spektrum neue Wege zu gehen. PEP zusätzlich mit künstlerischen Mitteln zu verknüpfen ist für mich als Kunsttherapeutin, aber auch für viele meiner Klienten, die eher visuell denken, eine weitere Quelle von Kraft. Und davon kann man bekanntlich nie genug haben.

Aber ich durfte auch zehn Jahre lang Künstler aus dem Autismus-Spektrum begleiten, die der Sprache gar nicht oder nur sehr reduziert mächtig waren. Wenn Sprache als Ausdrucksmittel nicht möglich ist, ist Kunst ein wunderbares Medium, um verborgene Potenziale zu entfalten. *Kunsttherapeutische Interventionen* helfen, die eigene Kreativität zu entdecken, dabei Stärken und Ressourcen zu erkennen und zu lernen, wie man diese wertschätzen kann. Das eigene aktive Handeln und Verwandeln von Farben, Formen und Materialien fördert das Erleben von Selbstwirksamkeit. Denn jeder hat ein noch nicht ausgeschöpftes Potenzial in sich!

Zu diesem Buch

Es werden zunehmend mehr wissenschaftliche Publikationen zu Autismus veröffentlicht. In ihnen werden die Symptomatik, diagnostische Kriterien, Häufigkeit und mögliche Ursachen ausführlich beschrieben und nach wissenschaftlichen Normen belegt und ausgewertet. Auch gibt es schon viele Bücher, in denen die Geschichte der Entdeckung dieser Besonderheiten bis hin zu den unterschiedlichen Therapieansätzen ausführlich geschildert sind. Im vorliegenden Buch stehen persönliche Erfahrungen mit Kindern und Erwachsenen aus diesem Wahrnehmungsspektrum im Vordergrund.

Wenn Sie als Psychotherapeut oder Coach mit Menschen aus dem Autismus-Spektrum arbeiten, erfahren Sie hier, wie hilfreich es für die Betroffenen ist, wenn autismusspezifische Bedürfnisse und Potenziale (wieder) in den Vordergrund rücken.

Vielleicht begleiten Sie auch als Erzieher oder Lehrer Kinder und Jugendliche mit dieser besonderen Wahrnehmung und wollen deren Erleben besser nachvollziehen können? Hier erfahren Sie, wie hilfreich es ist, sich von alten Glaubenssätzen und destruktiven Gedanken zu befreien. Ein Wechsel von der Defizitorientierung zur Potenzialentfaltung und das Nutzbarmachen eigener Ressourcen ist dabei sehr förderlich.

Wenn Sie das Buch gelesen haben, wissen Sie,

- wie Menschen mit und ohne Autismus ihre Selbstbeziehung verbessern und mehr Selbstwirksamkeitserfahrungen machen können und wie Sie als Therapeut beides nachhaltig aktivieren können;
- dass es Muster gibt, die für dysfunktionale Selbstbeziehungen und dysfunktionale Beziehungen zu anderen verantwortlich sind, und wie man diese auflösen kann.

Anhand von zahlreichen Behandlungsbeispielen werden konkrete Vorgehensweisen für unterschiedliche Therapiesituationen dargestellt. In den Kapiteln 1 bis 4 geht es um die Grundhaltung und grundsätzliche Vorgehensweise dieser Art der Unterstützung. Hier lohnt es sich, diese Kapitel in der gegebenen Reihenfolge nacheinander zu lesen.

Ab Kapitel 5 können Sie, wenn Sie gerade ein besonders Anliegen haben – z. B. mehr über den Umgang mit Überforderungen erfahren möchten –, direkt zu dem entsprechenden Kapitel springen.

PEP ist gut zu erlernen und eignet sich als Selbsthilfetechnik für die eigenständige Anwendung. Die Arbeitsblätter am Ende des Buches erleichtern das eigenständige Arbeiten mit dieser Klopftechnik. Zusätzliche Tipps für den Umgang mit neurotypischen Mitmenschen finden sich ebenfalls im Anhang.

Josephin Lorenz
Hannover, im April 2020

1 »Der will nur nicht!« – autismusspezifische Wahrnehmung

Wie oft habe ich diesen Satz von verzweifelten Eltern und Lehrern gehört. Ihr Sohn oder der Schüler wolle partout nicht im Stuhlkreis sitzen, störe die Klasse, werde frech und sei respektlos. Diese Kinder gelten als unerzogen und schwierig. Zuschreibungen wie »starrköpfig«, »unkooperativ« oder »ungehorsam« werden zur Beschreibung autistischer Menschen jeden Alters häufig benutzt. Ihr Verhalten entspricht nicht den gesellschaftlichen Regeln, wirkt befremdlich und löst Unsicherheit oder sogar Ängste bei den Menschen im Umfeld aus. Was dem Verhalten allerdings vorausgeht – nämlich die Schwierigkeit, mit neuen Situationen oder Reizüberflutung zurechtzukommen –, bleibt für die Umgebung unsichtbar.

Oft bekommen Eltern den Rat, man müsse doch nur mal konsequent sein, dann würde dieses Verhalten schon aufhören. Leider wird das unerwünschte Verhalten jedoch durch sogenannte pädagogische Konsequenz oft noch schlimmer.

Was passiert da? Warum kann sich ein autistischer Junge, ein autistisches Mädchen nicht genauso verhalten wie alle anderen auch? Um das zu verstehen, ist es wichtig, die unterschiedlichen Arbeitsweisen unseres Gehirns zu kennen. Reize aus der Umwelt, die wir mit unseren Sinnesorganen aufnehmen, werden bei autistischen Menschen auf andere Art verarbeitet als bei Menschen ohne Autismus-Diagnose – oder wie die Wissenschaftler sagen: den »neurotypischen« Menschen. Mit bildgebenden Verfahren lässt sich manches von diesen Unterschieden sichtbar machen. Betrachten neurotypische Personen Fotos von Gesichtern, sind andere Hirnareale aktiv als bei Menschen mit Autismus. Dadurch, dass die Sinnesreize im Gehirn anders verarbeitet werden, kommt es bei Letzteren oft zu unterschiedlichen *Reizempfindlichkeiten*, wie z. B. zu

- hoher Empfindlichkeit oder Anfälligkeit für Reizüberflutung im akustischen und visuellen Bereich
- Über- oder Unterempfindlichkeiten gegenüber sensorischen Reizen

- Schwierigkeiten, Reize zu filtern oder zu differenzieren und/ oder sensorische Informationen gleichzeitig zu verarbeiten
- gesteigerter Wahrnehmung von körpereigenen Geräuschen
- höherer Empfindlichkeit für leichte oder unerwartete Berührungen.

Auch wenn Autisten – wie alle anderen Menschen auch – einzigartig sind, weisen sie im Allgemeinen einige *autismusspezifische Eigenschaften* auf wie

- Besonderheiten in den verschiedenen Wahrnehmungsbereichen
- unübliches Lern- und Problemlösungsverhalten
- fokussiertes Denken und Spezialinteressen
- atypische (manchmal repetitive) Bewegungsmuster
- Bedürfnis nach Beständigkeit, Routine und Ordnung
- Schwierigkeiten im Sprachverständnis und -ausdruck
- Schwierigkeiten im Verständnis und Ausdruck typischer sozialer Interaktionen.

Diese Eigenschaften führen jedoch auch zu *besonderen Fähigkeiten*, die aufgrund der autistischen Wahrnehmung in der Regel ausgeprägter sind als bei Menschen ohne Autismus, z. B.:

- Gegenstände oder Situationen nicht als »Ganzes« zu erfassen, sondern in ihren Details
- eher Unterschiede als Gemeinsamkeiten wahrzunehmen und darauf zu fokussieren
- verborgene oder hintergründige Muster oder Figuren zu erkennen
- visuell-fotorealistisch, gegenständlich und assoziativ zu denken
- Wörter in Bilder umzuwandeln, Bilder zu speichern und wie eine Suchmaschine abzurufen
- visuell-strukturhaft, mathematisch, räumlich und assoziativ zu denken
- Dinge oder Wörter in Muster zu transferieren, zu speichern und abzurufen
- mit unerwarteter Kreativität zu beeindrucken
- eindrucksvolle Spezialinteressen zu entwickeln und in beachtenswerte Leistungen umzusetzen

- Stress oder belastende Situationen durch ein mentales oder physisches »Stimming«[2] zu kompensieren bzw. zu bewältigen.

Die Kommunikation mit anderen ist für viele Autisten im Alltag eine Herausforderung, da sie die nonverbalen Signale (Mimik, Gestik) oft nicht so schnell deuten oder Doppeldeutigkeiten nicht erkennen können. Von außen wirkt es so, als hätten Personen aus dem Autismus-Spektrum wenig »Empathie«. Sie können sich nicht (gut) in neurotypische Personen hineinversetzen. Allerdings ist das andersherum genauso: Für viele Menschen ohne Autismus-Diagnose ist es ebenso schwierig, die autistische Wahrnehmung nachzuempfinden. Für Nichtautisten ist es also auch eine Herausforderung, diesen Perspektivwechsel zu vollziehen. Wenn ich von der speziellen autistischen Wahrnehmung erzähle, können Zuhörer ohne Autismus es immer wieder kaum glauben, dass man die Welt auch so anders wahrnehmen kann. Würden wir in diesem Fall dann ebenso von einem »Empathiedefizit» reden?

Bei allen Unterschieden zwischen Menschen mit und ohne Autismus gibt es jedoch eine Gemeinsamkeit: Autistische und nichtautistische Personen reagieren auf Stress. Allerdings geraten autistische Personen wegen ihrer Reizempfindlichkeiten schneller in Stress. So kann zum Beispiel eine einfache Stundenplanänderung im schulischen Alltag das Stresslevel eines autistischen Schülers so extrem ansteigen lassen, dass es in seinem Gehirn zu einem »Absturz« kommt. So erklärte es mir ein Therapiekind: »Wenn das passiert ist, brauche ich 10 Minuten, um meinen ›Computer‹ (damit meinte er sein Gehirn) wieder für das nun stattfindende Fach ›hochzufahren‹!«

Bereits als Kinder haben Autisten wiederkehrende Schwierigkeiten, Beziehungen zu Gleichaltrigen zu knüpfen. Besonders die unausgesprochenen Regeln der menschlichen Kommunikation bereiten ihnen zahllose Schwierigkeiten. Das gesprochene Worte, die Mimik, den Tonfall oder die Körpersprache ihres Gegenübers richtig zu deuten ist eine große Herausforderung – und sie reagieren daher oft auch nicht auf solche nonverbalen Signale. Die eigenen Emotionen über Mimik, Gestik oder Stimmlage so zu transportieren, dass es für Nichtautisten leichter verständlich wäre, ist ihnen kaum möglich.

---

2 »Stimming« wird abgeleitet aus dem Englischen *self-stimulating behavior* = »sich selbst stimulierendes Verhalten« (s. auch Kap. 5).

Eine große Anzahl von Menschen aus dem Autismus-Spektrum können aufgrund ihrer Schwierigkeiten kein eigenständiges Leben führen und sind auf Hilfe, zum Teil auf intensive Betreuung, angewiesen. Manche lernen das Sprechen nie richtig, neigen zu selbstverletzendem Verhalten oder Wutausbrüchen. Andere leiden zusätzlich unter anhaltenden Schlafproblemen, Ess-Störungen oder Phobien.

Es gibt aber auch Autisten, die die gleichen Berufe ausüben wie Nichtautisten und ohne fremde Hilfe ihren Alltag leben. Inzwischen gibt es immer mehr Jugendliche und Erwachsene, die im Internet oder in Büchern über ihr Leben mit Autismus schreiben, bloggen oder die ihre Kunst veröffentlichen. Bei ihnen wird anschaulich, dass sie durch den Begriff »Autist« auf diesen einen Aspekt reduziert werden. Eine passendere Benennung zu finden, die die positiven Seiten im Sinne von autismuskompetenten Menschen betont, wäre hier wünschenswert.

Tiefgreifende Entwicklungsstörung, Wrong-planet-Syndrom oder doch eine Superkraft?

Viele dieser Erwachsenen stören sich sehr an dem Begriff »Autismus-Spektrum-Störung«. Denn für sie ist ihre Wahrnehmung keine falsche, sondern eben eine andere Art der Wahrnehmung. Die Klimaaktivistin Greta Thunberg geht recht offen mit ihrem Asperger-Autismus um. »Ich habe Asperger, und das bedeutet, dass ich manchmal ein wenig anders bin als die Norm«, schrieb sie auf Facebook. »Doch unter den richtigen Umständen ist es eine Superkraft, anders zu sein.«

Für die Weltgesundheitsorganisation ist es eine psychische Krankheit, die Experten sprechen von einer tiefgreifenden Entwicklungsstörung des Gehirns. Es wird von einer fehlenden »theory of mind« ausgegangen – der Fähigkeit, sich in ein Gegenüber hineinzuversetzen, die autistische Klienten nicht entwickeln. All das klingt für Personen mit Autismus und ihre Eltern erschreckend, düster und abwertend. Denn tatsächlich konzentriert sich die Diagnose auf die Schwächen autistischer Menschen.

Auticon, eine Firma, die sich auf die Anstellung von Menschen aus dem Autismus-Spektrum spezialisiert hat, spricht von:

> »Autismus ist kein Systemfehler, sondern ein anderes Betriebssystem.«

Fragt man Betroffene selber, so fühlen sie sich oft wie auf einem fremden Planeten. Den meisten fällt es schwer, zu anderen Menschen Kontakt aufzunehmen. Sie sind überempfindlich gegen Sinneseinflüsse – wie schmerzhaft gleißendes Licht, unerträglich lautes Stimmengewirr oder stechende Gerüche.

Dieses Gefühl, »wie vom anderen Planeten zu kommen«, wird in den meisten Fällen als negativ empfunden. Eigentlich wollen sie so sein wie die anderen und bemühen sich auch, durch ihr Verhalten nicht aufzufallen. Doch das gelingt ihnen meist nicht. Sie treten, wie Robin Schicha (2015) es in seinem Buch *Außerirdische Reportagen vom Schulalltag* beschreibt, »scheinbar in jedes Fettnäpfchen, das so auf dem Weg bereitsteht«.

Sie müssen sich die sozialen Regeln mühsam aneignen und erlernen sie nicht wie die anderen, intuitiv. Das wiederum löst bei ihnen das Gefühl aus, dass etwas an ihnen falsch sein muss. Denn alle anderen können ja offensichtlich ganz einfach mit diesen Regeln umgehen. Eigene Gefühle und Bedürfnisse werden unterdrückt. Oft haben diese Menschen deswegen nicht nur mit Schamgefühlen zu kämpfen, das zu sein, was sie sind, sondern auch mit der Furcht davor, das zu tun, was sie tun wollen. Es kommt vor, dass sie im Vorfeld eines möglichen Kontakts die Blicke der anderen als gegen sich gerichtet oder sogar als Verachtung interpretieren. Dieses Gefühl des Verachtetwerdens löst in den Betroffenen emotional fast immer eine Selbstentwertung aus – sie verurteilen dann bestimmte Eigenschaften und Bedürfnisse selbst und sehen sie nur noch negativ.

Hinzukommt, dass die Betroffenen sich mit ihrem »Anderssein« oft falsch verstanden fühlen. Ihr individuelles Verhalten wird in der Regel nicht wertschätzend als eine interessante Form der Bewältigung von Stress anerkannt. Im Gegenteil: Oft löst ihr Verhalten in Situationen, denen sie sich sowieso schon nicht gewachsen fühlen, im Umfeld zusätzlich Unfreundlichkeit oder sogar Abwehr aus. Das kann einen Teufelskreis von gegenseitiger Ablehnung und Zurücksetzung auslösen. Wenn ihr Verhalten dann von anderen als befremdlich empfunden und damit nicht anerkannt wird, leidet ihr Selbstwertgefühl enorm.

Donna Williams, Schriftstellerin und Künstlerin aus dem Autismus-Spektrum, beschreibt Autismus in ihrem Buch *Wenn du mich liebst, bleibst du mir fern* so (Williams 1994):

> »Der Autismus ist etwas, das ich nicht sehen kann. Er hält mich davon ab, meine eigenen Wörter zu finden und zu benutzen, wenn ich es möchte. Oder er lässt mich all die Wörter benutzen und die albernen Dinge sagen, die ich nicht sagen will.
>
> Der Autismus lässt mich alles gleichzeitig fühlen, ohne dass ich weiß, was ich fühle. Oder er schneidet mich davon ab, überhaupt etwas zu fühlen.
>
> Der Autismus lässt mich die Wörter anderer Menschen hören, macht mich aber unfähig zu wissen, was die Wörter bedeuten. Oder er lässt mich meine eigenen Wörter sprechen, ohne dass ich weiß, was ich sage oder auch nur denke.«

Temple Grandin, eine führende Tierwissenschaftlerin in den USA, beschreibt ihre eigenen autistischen Wahrnehmungen so (Grandin 1997):

> »Als ich klein war, waren auch laute Geräusche ein Problem. Sie fühlten sich oft an, als träfe der Bohrer eines Zahnarztes auf einen Nerv. Sie verursachten tatsächlich Schmerzen. Platzende Ballons erschreckten mich zu Tode, weil sich das Geräusch in meinen Ohren wie eine Detonation anhörte. Geringfügigere Geräusche, welche die meisten Menschen ausblenden können, lenkten mich ab. Als ich im College war, klang der Haartrockner meiner Zimmerkollegin wie ein startender Düsenjet …«

Auch Sean Barron (1998) beschreibt seine Wahrnehmung als Kind sehr eindrücklich:

> »Mir ist klar, dass ich fast meine ganze Kindheit hindurch meine Mutter einfach nicht hörte. Ihre Bemühungen, geduldig und lieb zu mir zu sein, drangen einfach nicht bis zu mir durch. Ich schenkte ihren Wörtern genauso wenig Aufmerksamkeit wie dem Geräusch eines Wagens, der die Straße entlangfuhr. Ihre Stimme war lediglich Hintergrundgeräusch. Nur wenn sie anfing zu brüllen oder zu schreien, drang sie zu mir durch und holte mich für kurze Zeit aus meinem Schneckenhaus.«

Ähnliches beobachteten die Gehirnforscher Henry und Kamila Markram. Ihre persönlichen Erfahrungen mit ihrem autistischen Sohn ließen sie so lange forschen, bis sie eine für sie schlüssige Antwort auf die Probleme mit ihrem Sohn fanden. 2007 veröffentlichten sie erstmals ihre »Intense World Theory«. Diese Theorie beschreibt, dass autistische Personen ein überempfindliches Gehirn haben und im Gehirn der Betroffenen eine permanente Reizüberflutung stattfindet. Aus diesem Grund ziehen sich autistische Kinder in bestimmten Phasen der Entwicklung aus dem Sozialleben zurück. Die Konsequenzen sind Schwierigkeiten im Umgang mit den Reizen.

Neurowissenschaftler (Velazquez a. Galán 2013) konnten errechnen, dass die Gehirnaktivität bei autistischen Kindern im Ruhezustand durchschnittlich um 42 % höher liegt als bei den anderen.

Das Wissen, dass Menschen aus dem Autismus-Spektrum die Sinnesreize aus der Umwelt ganz anders verarbeiten, ist für mich als Therapeutin absolut wichtig. Wenn ein Kind extrem überlastet zu mir in die Therapiestunde kommt, mich anschreit, auf Sachen einschlägt oder auch sich selbst verletzt, ist es sehr hilfreich herauszufinden, was diesem Verhalten vorausgegangen ist. Was war los? Warum? Warum schreit, kratzt, beißt er/sie? (Siehe dazu Kapitel 5 »Das Wüte-Dings«)

2 Unterstützung im Autismus-Spektrum

In den letzten Jahren häufte sich die Anzahl von Autismus-Diagnosen. Es wurde nach ADHS als die nächste Modediagnose gesehen. Steve Silberman schreibt in seinem Buch *Die geniale Störung* jedoch dazu:

> »Diese zunehmende Zahl von Autismus-Diagnosen wurde zunächst als Zusammenspiel von genetischer Veranlagung und Risikofaktoren, die sich irgendwo in unserer toxischen modernen Welt verbergen: Luftverschmutzung, maßlosen Videospielen, denaturierte Lebensmittel.
>
> Unsere DNA erzählt eine andere Geschichte. In der letzten Zeit gelangten Forscher zu der Feststellung, dass die meisten Fälle von Autismus keineswegs auf seltene De-novo-Mutationen, also spontane genetische Veränderungen, die erstmalig bei einem Familienglied auftreten und nicht ererbt sind, sondern im Gegenteil auf uralte Gene zurückgehen, die in der Bevölkerung weit verbreitet sind und in manchen Familien lediglich konzentrierter auftreten als in anderen. Was immer Autismus ist – er ist kein singuläres Produkt der modernen Zivilisation, sondern ein eigenartiges Erbe aus ferner Vergangenheit, das durch Millionen Jahre der Evolution weitergegeben wurde.«

Es gab Autismus also schon immer, nur der Umgang mit den betroffenen Menschen hat sich mit der Zeit gewandelt. Je nach Beeinträchtigung wurden sie vielleicht in Heime abgeschoben, waren in ihren Familien als »Eigenbrötler« akzeptiert oder konnten sich bestenfalls auf Berufe spezialisieren, die ihren Fähigkeiten entsprachen. Schon immer gab es eine Bandbreite von Erscheinungsformen des Autismus und davon, wie das Umfeld damit umgegangen ist.

Heute gibt es verschiedene Therapiemöglichkeiten für Menschen aus dem Autismus-Spektrum, um kognitive und sprachliche Fertigkeiten zu entwickeln, die soziale Interaktion und Kommunikation zu trainieren und den Betroffenen somit ein Leben im sozialen Umfeld zu erleichtern. Die bisher etablierten und von der Wissenschaft als effektiv angesehenen Therapieverfahren basieren alle auf verhaltenstherapeutischen und übenden Ansätzen. Zusätzlich kann eine Vermittlung von wissenschaftlich fundiertem Wissen über Autismus den Betroffenen sowie deren Umfeld wie Eltern, Verwandte, Erzieher und Lehrer helfen, das Verständnis von Autismus und den Umgang damit zu verbessern.

In der Regel liegt in der Unterstützung der Betroffenen der Schwerpunkt bislang auf dem Erlernen von Fähigkeiten, die sie noch nicht beherrschen. Die dabei angewendeten Lehrkonzepte können den Menschen mit Autismus unter Umständen schwerfallen und in der Folge Stress auslösen. Je gestresster autistische Menschen sind, desto mehr neigen sie zu unerwarteten Verhaltensweisen. Übrigens ist es bei Menschen ohne Autismus sehr ähnlich: Je gestresster diese Personen sind, desto »verhaltens-origineller« werden sie.

Ein weiteres Phänomen wurde durch eine Studie der Autismus-Forschungs-Kooperation (AFK) deutlich – diese zeigt, dass Personen aus dem Autismus-Spektrum trotz größeren Hilfebedarfs und häufigerer Gedanken an eine ambulante Psychotherapie signifikant weniger Therapien gemacht haben. Laut dieser Studie lehnen Psychotherapeuten sie häufig mit der Begründung ab, sich mit der Diagnose nicht auszukennen. Personen aus dem Autismus-Spektrum haben also oft das Gefühl, dass eine ambulante Psychotherapie für sie schwierig zu bekommen ist. Die meisten Teilnehmer der Studie (85 %) empfanden die Kontaktaufnahme zu einem Psychotherapeuten erschwert (AFK 2015).

Das spricht deutlich für die Notwendigkeit des Wandels zu einer neuen Form der Psychotherapie, die Menschen aus dem Spektrum darin unterstützt, Stress abzubauen und ihre Stärken auszubauen. An dieser Stelle ist PEP für mich als Therapeutin eine wichtige Erweiterung der bisherigen psychotherapeutischen Ansätze. Zusätzlich wäre eine bessere Wissensvermittlung von autismusbedingten Stärken und Schwächen in den psychotherapeutischen Ausbildungen wünschenswert.

Diese Notwendigkeit des Wandels wird zunehmend auch von Fachleuten formuliert. So fordert Georg Theunissen (2014) in seinem Vortrag »Das Autismus-Verständnis im Wandel – von der Tradition zur Innovation« folgende Konsequenzen für die Begleitung von Menschen aus dem Autismus-Spektrum:

- Prävention in Bezug auf Stress oder Situationen, die womöglich Stress erzeugen
- Methoden zur Bewältigung von Stress und Würdigung
- Nutzung von Stärken und Spezialinteressen

Ausführlich hat er seine Standpunkte in dem Buch *Menschen im Autismus-Spektrum: Verstehen, Annehmen, Unterstützen* beschrieben.

Georg Theunissen folgend ist Prävention in Bezug auf Stress oder Situationen, die Stress erzeugen, ein wichtiger Punkt, der in der Autismus-Therapie zu beachten ist.

Stress vermeiden

Wir alle wissen, wie wichtig es ist, Stress zu vermeiden. Auch ist uns bekannt, dass körperlicher und seelischer Stress auf die Dauer nicht gesund ist. Dennoch fühlen sich heutzutage immer mehr Menschen von Stress belastet. Kinder und Jugendliche haben Stress in der Schule, Studenten an der Uni, Erwachsene im Job. Wichtig ist es, dass Menschen mit und ohne Autismus erst mal erkennen, wo und warum sie Stress erleben, wie sie ihn ggf. reduzieren können oder wie sie mit unvermeidbarem Stress besser umgehen können.

Natürliche Stressreaktionen des Körpers sind eigentlich eine sehr sinnvolle »Erfindung« der Evolution. Geraten wir in eine bedrohliche Lage, reagiert der Organismus mit dem Anstieg von Herzfrequenz und Blutdruck, sodass mehr Sauerstoff und Glukose zu den Muskeln gelangen. Auf diese Weise gewinnen wir Energie für den Kampf oder für die Flucht. Die menschliche Natur ist also so »programmiert«, dass wir ohne unser bewusstes Zutun schnell ausreichend Energien bekommen, um gefährliche Situationen meistern zu können. Dieses »Programm« ist fest installiert und läuft immer noch ab, auch wenn keine echte Lebensgefahr mehr droht. Im Kontakt zu einem cholerischen Mitmenschen oder beim Bearbeiten des dringend zu erledigenden Aufgabenberges wird es heute genauso aktiviert wie früher beim Anblick eines Säbelzahntigers. Wieso aber löst ein unfreundlicher Mitmensch bei der einen Person so viel Angst und Stress aus und bei der anderen überhaupt nicht?

Entscheidend dafür scheint die subjektive Bewertung des Einzelnen zu sein. Stress entsteht, wenn man das Gefühl hat, anstehende Aufgaben und Anforderungen nicht bewältigen zu können. Das bedeutet jedoch, dass in der Regel nicht allein das stresst, womit man konfrontiert wird. Entscheidender ist, ob und wie man seine Ressourcen und Fähigkeiten einsetzen kann, um die Herausforderungen nach den eigenen Bedürfnissen und Möglichkeiten zu lösen. Die eigene Haltung und der Umgang mit stresserzeugenden Situationen können darüber entscheiden, wie gut man damit zurechtkommt.

Immer wieder kommt es vor, dass ich Kinder aus dem Autismus-Spektrum schon im Vorschulalter erlebe, die mit eingefahrenen Glaubenssätzen zu kämpfen haben wie »Ich bin einer, der eben immer ausrastet« oder »So, wie ich bin, bin ich nichts wert!«. Diese Glaubenssätze haben eine toxische Wirkung auf das Selbstwertgefühl. Und natürlich kann so ein geschwächtes Selbstwertgefühl auch aggressiv und kämpferisch machen – vielleicht sogar als eine Art »gesunde« Reaktion auf etwas, was nicht gut ist. Nur kann ein mangelndes Selbstwertgefühl nicht dafür sorgen, dass man die eigenen Fähigkeiten wertschätzt und sich entsprechend seinen Potenzialen entwickelt.

Wenn dann auch in der therapeutischen Begleitung dieser jungen Menschen hauptsächlich Probleme und Defizite im Fokus stehen, ist diese Problemorientierung nicht nur stressauslösend, sondern dient eher der Stabilisierung der Probleme anstatt der Lösung. Analytische Rückblenden sind weniger zielführend als ein zuversichtlicher Blick in die Zukunft durch Kompetenzerweiterung und Potenzialentfaltung.

Auch ist es eher hilfreich, wenn Lösungswege im gemeinsamen therapeutischen Prozess zwischen dem Klienten und dem Berater erarbeitet werden. Diese kooperative Beziehung ist ein wichtiges Element, um beim Klienten, der mit seiner autistischen Wahrnehmung sowieso schon ständig überlastet ist, nicht noch zusätzlichen Stress zu erzeugen.

Meine Grundüberzeugung ist, dass das Wahrnehmen und Fördern der Stärken zu deutlich mehr Selbstwertgefühl und Lebenszufriedenheit führen, als immer nur zu versuchen, die Schwächen zu reduzieren. Das beinhaltet auch, den Klienten Mut und Zuversicht zu geben, dass sie die eigenen Kräfte zur Entspannung aber auch zur Versöhnung mit dem »autistisch sein« aufspüren und nutzen.

Ein wichtiges Ziel in der Unterstützung von Menschen aus dem Autismus-Spektrum ist, dass sich die Betroffenen ihrer individuellen Stärken wieder bewusst werden und ihre vermeintlichen Schwächen als ihre »special effects« wertschätzen können. Im Sinne des Empowerments respektiert die Haltung von *Anders ist eine Variation von richtig* die eigenen Lebensentwürfe von Menschen aus dem Autismus-Spektrum. Sie unterstützt diese dabei, individuelle Ziele zu verfolgen und die eigenen Stärken zu erweitern. Es gilt, achtsam zu klären, wie sich Grundbedürfnisse nach Verbundenheit und Geborgenheit, aber auch nach Freiheit und Autonomie erkennen und erfüllen lassen. Dabei ist es wichtig, belastende und einschränkende Gefühle zu überwinden, um so neue Energie zu gewinnen. Dazu benötigt jedoch ein Mensch, der felsenfest davon überzeugt ist, dass er ein »Master of Disaster« ist – also einer, der immer ausrastet –, eine geduldige, ressourcenorientierte Haltung von außen, dass er wieder Vertrauen in seine Fähigkeiten fasst.

Wenn Menschen aus dem Autismus-Spektrum nicht mehr nach ihren Defiziten klassifiziert und »behandelt« werden, sondern wenn man sie befähigt, ihre individuellen Kompetenzen zu erweitern und ihr ureigenes Potenzial zu entwickeln, dann hat sich in der Unterstützung dieser Menschen etwas gewandelt.

Diese neue Haltung – also in einem sicheren Rahmen autistische Fähigkeiten zu entdecken, um Kompetenzerweiterung und Potenzialentfaltung zu ermöglichen – erfordert zu Beginn einer Begleitung oder Therapie die genaue Klärung von Anliegen und Auftrag des Klienten, bzw. der Klienten. Denn bei Kindern und Jugendlichen sind ja auch immer die Eltern mitentscheidend für den Erfolg einer gelingenden Unterstützung.

Kernelemente einer erfolgreichen Unterstützung im Autismus-Spektrum:

- Anerkennung der höheren Stressanfälligkeit
- achtsamer Umgang mit sensiblen Bedürfnissen
- Auslöser für Überforderungen erkennen und nach Möglichkeit beheben
- Umgang mit unvermeidbarem Stress erlernen
- genaue Auftragsklärung in Bezug auf Art und Weise einer Unterstützung
- Wahrnehmung und Förderung der Stärken
- Empfinden für eigene Bedeutsamkeit stärken
- individuelle Kompetenzen erweitern
- Potenziale entwickeln
- Selbstwertgefühl und Lebenszufriedenheit stärken

Anliegen und Auftrag klären

Wenn Klienten sich therapeutische Hilfe wünschen, ist es immer wieder hilfreich, genau zu klären, welche Erwartungen an die Unterstützung sie formulieren. Erwachsene Klienten können ihre Wünsche bezüglich einer therapeutischen Begleitung meist klar äußern. In der therapeutischen Begleitung von Kindern und Jugendlichen hingegen merke ich bei der Auftragsklärung immer wieder, dass ganz unterschiedliche Erwartungen formuliert werden – je nachdem, wen ich frage.

Anliegen der Eltern

Die Eltern kommen in der Regel zu mir, weil das Kind in Kindergarten oder Schule solche Probleme hat, dass Eltern und das pädagogische Fachpersonal an ihre Grenzen stoßen. Sie sind besorgt, weil sie spüren, dass ihr Kind überfordert ist und unter der Situation leidet. Sie kommen aber auch, weil sie selbst mit diesen Problemen überlastet sind und nicht mehr wissen, wie sie mit dem Kind umgehen sollen. Sie verstehen das Verhalten des Kindes oftmals nicht und erhoffen sich Unterstützung. Ihre Vorstellung, wie sich das Problem auflösen könnte, ist häufig: Das Kind muss lernen, sich anders zu verhalten.

Von den Institutionen wie Kindergarten oder Schule erwarten sie, dass diese mit den Besonderheiten ihres Kindes besser umgehen können. Dagegen gehen die Institutionen oft davon aus, dass das Kind »nur« falsch erzogen ist, und erwarten, dass Eltern konsequentere Erziehungsarbeit leisten. Dort vertritt man die Ansicht, dass sich das Kind/der Jugendliche in die »Norm« einzufügen hat und sich mit Spaß und Freude an den Gruppenaktivitäten beteiligt oder sich zumindest ruhig und angepasst verhält. Bei Kindern aus dem Autismus-Spektrum wird schnell klar, dass das Kind diese Erwartung nicht erfüllt. Das Kind sondert sich ab, spielt im besten Fall für sich alleine oder zeigt vielleicht aggressives Verhalten gegenüber Gleichaltrigen oder sogar gegenüber den Erwachsenen. Das Kind »stört« also den gewünschten Tagesablauf, und dieser »Fehler« müsse behoben werden. In der Folge erleben die Eltern häufig ein Gefühl von Ohnmacht gegenüber den Institutionen.

Diese Vorstellungen und Erwartungen helfen nur leider in der Regel nicht weiter, um Probleme, mit denen ein autistisches Kind konfrontiert ist, zu lösen. Also gilt es, schon bei der Auftragsklärung mit den Eltern zu besprechen, welche Anliegen sie an die Unterstützung haben.

Anliegen der Familie können sein:

- Informationen über die Diagnose Autismus
- Analyse des individuellen Unterstützungsbedarfs
- autismusspezifisches, alltagsorientiertes Elterncoaching
- Unterstützung in Erziehungsfragen
- Stärkung von Handlungskompetenzen in Konflikt- und Krisensituationen
- Begleitung bei der Auswahl und Installation geeigneter Hilfen
- Teilhabemöglichkeiten für die ganze Familie

Manche Eltern sind über meine Fragen nach Ressourcen und Fähigkeiten ihres Sohns/ihrer Tochter verwundert, aber meistens können alle Eltern auch von Dingen berichten, die richtig gut gelaufen sind. Eine hilfreiche Orientierung bei der Suche nach weiteren Fragen und Lösungen sind für mich die drei Leitsätze, die Insoo Kim Berg und Steve de Shazer in ihrem Konzept der lösungsfokussierten Kurzzeittherapie entwickelt haben:

1) Repariere nicht, was nicht kaputt ist!
2) Wenn etwas funktioniert, mache mehr davon!
3) Wenn etwas nicht funktioniert, wiederhole es nicht. Mach etwas anderes!

Besonders die Fragen nach dem, was schon funktioniert, oder besser, wann etwas funktioniert hat, sind hilfreich, um zu erforschen, mit welchen Problemen das Kind und seine Eltern zu kämpfen haben. Immer wieder suche ich daher in Beratungen mit Eltern nach Ansätzen, wo etwas schon gut geklappt hat. Das gleicht manchmal einer Detektivarbeit. Geeignet sind Fragen wie:

- Was läuft vielleicht trotz aller Probleme gut?
- Wann war es gut?
- Was war davor?
- Wie sah es dort aus?
- Wie war die Geräuschkulisse?
- Wer war dort?

Die Fragen scheinen manchmal banal, können jedoch Aufschluss darüber geben, wo das eigentliche Problem liegt. So rief mich eine Lehrerin nach den Herbstferien verzweifelt an und berichtete, dass mein Therapiemädchen plötzlich ständig den Unterricht stören würde. Gemeinsam fanden wir im Gespräch heraus, dass das Mädchen wohl durch den Ton der Neonbeleuchtung, die nach den Herbstferien morgens eingeschaltet werden musste, deutlich abgelenkt war. Da das Mädchen eine Schulbegleitung hatte, wurde verabredet, dass die beiden bei Bedarf das Klassenzimmer verlassen können.

Anliegen der Kinder und Jugendlichen

Eltern bzw. Sorgeberechtigte und das soziale Umfeld formulieren ihre Erwartungen, dass sich das Kind/der Jugendliche ändern soll. Interessanterweise haben die meisten Kinder ähnliche Wünsche. Die Erwachsenen sollen sich ändern, und dann sei alles ganz einfach!

Die Lösung für dieses Dilemma sollte nicht darin liegen, dass die Erwachsenen die jungen Klienten übergehen und nur selbst die Ziele definieren, die das Kind erreichen soll. Sie sind ebenso in der Verantwortung, eigene Wünsche und Erwartungen zu reflektieren, um so zu überprüfen, welche Handlungsmöglichkeiten sich in der Gemeinschaft auch für ein autistisches Kind eröffnen können. Und es gilt herauszufinden, was den Kindern und Jugendlichen wichtig ist, und sie mit ihrer Sicht der Dinge und ihren Anliegen dem jeweiligen Alter angemessen an diesem Prozess zu beteiligen.

Was will der junge Klient? Was genau soll sich verbessern? Denn darum »muss« das Kind ja zu mir kommen – weil sich etwas verbessern soll. Die Frage ist nur, wer oder was sich verbessern kann! Kann ein Kind sich vorstellen, was es sich von einer therapeutischen Begleitung wünscht? Kann es das schon in Worte fassen? Je nach Alter und Fähigkeit, sich mit Worten ausdrücken zu können, kann man diese Frage direkt stellen oder im Kontakt über nonverbale Ausdrucksformen (wie zum Beispiel im Spiel, beim Gestalten) klären.

Manchen Kindern fällt es sehr leicht, auf diese Fragen zu antworten. Sie sprudeln dann nur so vor Wünschen, was sich alles ändern soll. In ihren Augen sind es meistens die anderen Menschen, die sich ihnen gegenüber ungerecht verhalten. Sie können sich dann sehr ereifern, wie blöd, gemein und unmöglich diese Menschen sind. Sie fühlen sich unverstanden und wollen, dass sich das ändert. Aus ihrer Sicht müssen sich dazu natürlich die anderen ändern. Es gibt auch immer wieder Kinder, die sich wünschen, dass in der Schule weniger Anforderungen an sie gestellt würden. Und dann gibt es die, denen die Schule zu langweilig ist und die nach mehr intellektuellen Herausforderungen verlangen.

Und es gibt immer wieder junge Klienten, die ihre Wünsche nach Freundschaften oder im Jugendalter nach Partnerschaft und Liebe thematisieren. Die allgemeine Vorstellung, Autisten interessierten sich nur für Gegenstände und deren Eigenschaften und seien nicht an anderen Menschen und sozialem Miteinander interessiert, entspricht also nicht der Realität von Menschen aus dem Autismus-Spektrum. Sicher gibt es viele dieser »Einzelgänger«, aber gerade Jugendliche aus diesem Spektrum thematisieren ihre Suche nach einem Partner/einer Partnerin. Sie wissen schon selbst, dass sie zu schnell zu sozialem Rückzug neigen oder Situationen vermeiden, in denen eine Kontaktaufnahme zu Gleichaltrigen möglich wäre. Sie wünschen sich Unterstützung dabei, wie sie mit der Überforderung und dem Stress umgehen können, der durch ihre besondere Wahrnehmung und Empfindlichkeit ihrer Sinne in sozialen Situationen ausgelöst wird. Dann gilt es, das Chaos menschlicher Gefühle, das durch (Liebes-)Beziehungen entstehen kann, gemeinsam zu sortieren und Strategien zu finden, die Freundschaften und Beziehungen ermöglichen.

Auch bei jungen Klienten ab einem Alter von 8 Jahren ist es wichtig, dass sie von Beginn der Therapie an wissen, dass sie weder passiv »behandelt« werden noch ich als Experte ihnen etwas »überstülpe«. Es geht mir darum, auf beiden Seiten – Klient und Therapeut – Klarheit über die Ziele der Therapie zu erhalten und diese zu benennen.

Je nachdem, wie stark die Haltung beim jungen Klienten ausgeprägt ist, dass die anderen alle doof sind – also auch ich als Therapeutin, muss ich mir etwas einfallen lassen, um mit dem jungen Klienten in Kontakt zu kommen. Die Kontaktaufnahme kann durchaus erst einmal nonverbal stattfinden. Das kann schon bei der Begrüßung anfangen. Eine »normgerechte« Begrüßung mit Handschlag kann für den Klienten schon die erste Überforderung im Kontakt sein. Oft sehe ich da bei meinen jungen Klienten ein erstes Augenleuchten, wenn ich einfach nicht meine Hand ausstrecke und auf einem höflichen Händeschütteln bestehe, sondern sie mit einem entspannten Winken mit der Hand begrüße. Es ist immer wichtig, achtsam zu registrieren, was dem Kind schwerfällt, um nicht etwas zu erwarten, was es nicht kann – wie zum Beispiel Augenkontakt, Stillsitzen oder das Ruhighalten seiner Hände.

Ich richte meine Kontaktaufnahme also auf die spezielle Erlebens- und Funktionsweise meines jungen Klienten aus. Wichtige Elemente für eine solche Kontaktaufnahme sind sicher sprachliche und spielerische Kreativität. Bei mitunter fehlender emotionaler Resonanz kann aber auch eine Haltung von Leichtigkeit oder ärgerlicher Zurückweisung der Beginn gemeinsamen kreativen Handelns sein. Wenn der junge Klient manches noch nicht in Worten ausdrücken kann, wird es dann auf einer nonverbalen Ebene vielleicht schon deutlich.

Mir ist es wichtig, gemeinsam zu erforschen, was hinter dem Wunsch liegt, »die anderen müssen sich ändern«. Meist können auch schon Grundschulkinder erfahrene Ungerechtigkeiten sehr genau formulieren, wenn ihre Ängste und Sorgen uneingeschränkt ernst genommen werden. Dabei geht es mir darum, den jungen Klienten zu unterstützen und sich nicht nur über sein Verhalten klarer zu werden, sondern auch das der anderen besser einordnen zu können. Gemeinsam suchen wir im Laufe der Therapie nicht nur nach möglichen Bewältigungsstrategien, sondern beschäftigen uns auch mit der Frage nach den dahinterliegenden Motiven.

Vor dem Hintergrund von Ergebnissen der Wirksamkeitsforschung, die den Wert des Arbeitsbündnisses in einer Therapie herausstellt, ist es wichtig, dass man die Kinder oder Jugendlichen im Laufe des Therapieprozesses immer wieder auf die verabredeten Ziele anspricht und prüft, ob diese Ziele so noch stimmen. Auf diese Weise erfahren die Klienten schon früh, dass es gut und wichtig ist, ihre autismusbedingten Bedürfnisse achtsam im Blick zu haben und sie wertzuschätzen.

Anliegen dieser jungen Menschen können sein:

- Entdecken von Fähigkeiten, Potenzialen und Ressourcen
- Stärkung von Selbstvertrauen und Selbstwertgefühl
- Erlernen von Alltagskompetenzen
- Umgang mit den eigenen Besonderheiten und Belastungsgrenzen
- Lernen von Achtsamkeit und Entspannungsverfahren
- Üben von Perspektivwechsel und sozialer Interaktion
- Begleitung in Ablöseprozessen und Krisensituationen
- Suche nach passender Beschulung/Ausbildung/Studium
- Berufseinstieg meistern

Kontakt aufnehmen

Ungewohntes löst bei vielen Menschen – ob mit oder ohne Autismus – anfangs Angst und unangenehme Empfindungen aus. Die Situation, mit einem fremden Menschen Kontakt aufzunehmen – sei es auch mit einem Therapeuten, bei dem man Hilfe sucht –, kann unterschiedliche Emotionen wachrufen. Klienten aus dem Autismus-Spektrum, Erwachsene ebenso wie Kinder und Jugendliche, haben jedoch häufiger Schwierigkeiten, ihre Gefühle passend zum Ausdruck zu bringen. Sie wirken dabei bisweilen förmlicher oder gefühlsärmer, als sie in Wirklichkeit sind. Unverständliches Verhalten wird nachvollziehbar, wenn man es sich erklären lässt. Denn hinter vermeintlichen Provokationen steht oft einfach ein Missverständnis, das es zu klären gilt. Betroffene haben in der Regel nicht die Absicht, andere anzugreifen oder zu verletzen, sondern verstehen einfach nicht, wie sie reagieren sollen.

Die Frage ist dann: Vor welchen Herausforderungen steht der Betroffene gerade? Ist es womöglich das Gefühl, dass es dem Betroffenen wichtig ist, mit mir in Verbindung zu kommen, er aber nicht weiß, wie er das bewerkstelligen kann oder soll?

Der Erfolg einer Behandlung hängt, nach dem Konzept von Insoo Kim Berg und Steve de Shazer, maßgeblich von einer guten Beziehung zwischen Klient und Therapeut ab. Therapieerfolge können sich danach nur einstellen, wenn der Behandler mit dem Klienten kooperiert und dessen Anliegen wirklich ernst nimmt.

Es ist für Therapeuten sehr hilfreich, sich die Art der Beziehung zum Klienten genauer zu betrachten. Denn jeder der im Folgenden beschriebenen drei Interaktionsstile bedarf einer speziellen Haltung. De Shazer beschreibt in seinem lösungsfokussiertem Therapiekonzept drei verschiedene Stile, wie Klienten und Behandler in Beziehung treten können (de Shazer 2008):

1) Interaktion vom Typ des Kunden
2) Interaktion vom Typ des Klagenden
3) Interaktion vom Typ des Besuchers

So ist die **Interaktion vom Typ des Kunden** geprägt durch konkrete Veränderungswünsche des Klienten. Er leidet in unterschiedlichem Maße unter einem Problem, das er alleine nicht lösen kann. Oder er hat ein Ziel vor Augen, das er trotz seiner Bemühungen bislang noch nicht erreicht hat. Er hat auch schon eine Vorstellung davon, dass er selbst etwas zur Lösung beitragen kann. Aber er hat noch keine konkrete Idee, bzw. ihm fehlt noch die geeignete Methode, wie er sein Problem lösen oder sein Ziel erreichen kann.

Wenn junge Klienten einen konkreten Wunsch an mich herantragen, erkläre ich ihnen die Möglichkeiten, die sich eröffnen, wenn wir mit der *Prozess- und Embodimentfokussierten Psychologie*, kurz PEP, arbeiten. Bei Kindern, die sich mögliche Lösungen auf gestalterische Art erarbeiten möchten, beginnen wir mit kunsttherapeutischen Angeboten.

Wenn ein junger Klient in einer **Interaktion vom Typ des Klagenden** vor mir sitzt, benötigt er erst mal eine angemessene Würdigung seines bislang erlebten Leids. Gerade für Klienten mit einer Autismus-Diagnose ist es wichtig, dass der Behandler versteht, welche autismusbedingten Probleme der Klient hat, die von der Umwelt bislang nicht verstanden wurden. Nach meinen Erfahrungen kann sich das Gegenüber für meine Kreativangebote öffnen, wenn derjenige sich in diesem Leid angenommen fühlt. Im kreativen Gestalten kann der Klient in dem therapeutischen Setting dann möglicherweise erste Erfahrungen sammeln, wie er sich selbst als Handelnder erlebt.

Oft stellt eine kreative Gestaltung jedoch schon ein derartig großes Hindernis dar, dass es erst mal hilfreich ist, nach den Interessen des Klienten zu fragen. Die Beschäftigung mit den Spezialinteressen gibt dem Klienten oft die nötige Sicherheit, sich in der ungewohnten Therapiesituation auch neuen Themen zu öffnen. Gerade bei Jugendlichen ist es immer hilfreich, sie bei den Themen »abzuholen«, mit denen sie sich gerade gerne beschäftigen. Sie können sich so entscheiden, mit welchem Thema sie in die Beziehung zum Therapeuten einsteigen. Dieses erste aufkommende Gefühl von Selbstwirksamkeit beim Klienten ist entscheidend, um eine gute Beziehung zwischen Therapeut und Klient aufzubauen.

Bei der **Interaktion vom Typ des Besuchers** stellt der Beginn eines Beziehungsaufbaus eine größere Herausforderung dar. Dieser Klienttyp scheint ja aus seiner Sicht selbst gar keine Probleme zu haben. Es sind ja die anderen, die »Idioten«, die »bescheuert« oder eben »einfach ätzend« sind. Kinder und Jugendliche sind von Eltern geschickt, oder die Lehrer sind daran schuld, dass man zur Therapie muss. Die Fähigkeit zur Selbstreflexion ist oft nicht bzw. kaum ausgeprägt. Kreative Angebote werden dann als langweilig, nervig oder sinnlos abgewiesen.

Oft konnte ich jedoch feststellen, dass ein solcher, nach außen zwar cooler, nach innen jedoch eher ängstlicher, abwehrender Klient schnell in einen ruhigeren Zustand wechselt, wenn er in irgendeiner Form Verbundenheit wahrnimmt. Schließlich ist es ein Grundbedürfnis aller Menschen – mit oder ohne Autismus. Dieses Wahrnehmen von Verbundenheit eröffnet dann neue Möglichkeiten für die Kommunikation. So beobachtete ich z. B. bei Dennis[3] (14 Jahre) ein Strahlen in den Augen, als ich ihn nach seinem Lieblingsfilm fragte und wir uns wunderbar über die lustigen Szenen im Film austauschen konnten.

Findet man nicht schnell genug eine Gemeinsamkeit, kann die Betonung darauf, wie bemerkenswert es ist, dass sie doch gekommen sind und mit dem Therapeuten reden, ein erster Schritt sein, doch noch in eine wertschätzende Beziehung zu kommen. Haben diese Klienten ein Spezialgebiet, erweist sich das als sehr hilfreich. Bei kleineren Kindern ist immer das Angebot des Spielens wichtig. Wobei es auch da wichtig ist, mit dem autistischen Kind zu kooperieren und dessen ganz eigene »Spielbedürfnisse« wertzuschätzen.

Während, bzw. zum Abschluss des ersten Kennenlernens, erkläre ich auch, dass der junge Klient und seine Eltern sich in Ruhe zu Hause darüber unterhalten können, ob sie sich bei mir verstanden fühlen und der Klient die Therapie aufnehmen möchte. Mit der Möglichkeit, dass sie diese Frage nicht sofort klären müssen, respektiere ich mögliche, autismusspezifische Schwierigkeiten, wie z. B., sich nicht schnell entscheiden zu können. Diese Fragestellung ist meist ein guter Indikator dafür, ob die Beziehungsaufnahme bereits gelungen ist. Wenn sich der Klient schon in der Stunde für den Beginn der Therapie entscheiden kann, ist die Beziehungsaufnahme bereits geglückt. Manchmal ist aber auch genau diese Möglichkeit, sich erst zu einem späteren Zeitpunkt telefonisch oder per Mail melden zu können, das Zeichen für den Klienten, dass hier seine autismusspezifischen Bedürfnisse geachtet werden.

3 Alle Namen in den Fallbeispielen sind geändert.

Am Ende des Erstgesprächs verabschiede ich mich sehr wertschätzend, indem ich zusammenfasse, was mir bei dem jungen Klienten und seiner Begleitperson an konstruktiven Eindrücken und besonderen Ressourcen aufgefallen ist und was sie in dieser ersten Stunde bei mir geleistet haben.

> »Es hat mich tief beeindruckt, dass du uns so genau beschreiben konntest, wie es dir in der Schule ergangen ist und welche Gefühle das in dir ausgelöst hat.«

> »Es ist bemerkenswert für mich, wie du diese fremde Situation hier gemeistert hast!«

Diese wertschätzende Haltung ist nicht nur für den Klienten wichtig. Es ist mir als Therapeutin wichtig, die positiven Fähigkeiten und Ressourcen eines jungen Klienten deutlich wahrzunehmen und zu benennen. Ich bin überzeugt, dass diese Grundhaltung, von Anfang an Potenziale in den Fokus zu nehmen, eine Art »Brücke« zwischen dem Gegenüber und mir bauen kann. Es ist manchmal geradezu rührend zu sehen, wie meine kleinen Klienten vor Stolz übers ganze Gesicht strahlen oder auf einmal ein ganzes Stück größer scheinen.

Zusätzlich kann dieses Wissen später für mich immer wieder zur Leichtigkeit beitragen, wenn autismusspezifische Schwierigkeiten uns in einen »Es-verändert-sich-gar-nichts-Strudel« zu reißen drohen.

Bedürfnisse ernst nehmen

»Jedem Anfang wohnt ein Zauber inne.« Dieses Zitat aus dem wunderschönen Gedicht »Stufen« von Hermann Hesse gilt auch für mich in jeder Therapiestunde mit einem neuen Klienten. Mir ist es wichtig, dass er sich mit seinen Wünschen und Fähigkeiten zeigen kann. Damit er sich öffnen kann, ist es hilfreich, wenn der Therapeut achtsam mit möglichen autismusspezifischen Bedürfnissen umgeht.

Im Vorfeld einer therapeutischen Intervention ist es wichtig zu klären, welche Sinneseindrücke im Therapieraum für den Klienten Stress auslösen können, und sie ggf. zu beheben. Denn tickende Uhren, lauter Autolärm durch ein offenes Fenster oder zu helles/zu dunkles oder zu kaltes/zu warmes Licht beeinflussen seine Befindlichkeit womöglich zusätzlich.

Jeder Klient kommt mit seinen ganz individuellen Wahrnehmungen, Vorstellungen, Bildern und Sichtweisen. Insofern sollte man diese achtsam kennenlernen.

So beschwerte sich zum Beispiel eines meiner Therapiekinder, als ich die Lampe über dem Maltisch auf ein warmes, gelbliches Licht dimmte, dass er doch kein Grillhähnchen sei, das geröstet werden soll! Also stellten wir die Lichtintensität auf sein Bedürfnis ein. Ein Jugendlicher hingegen fühlte sich durch den kühleren Farbton der Lampe an die Arktis erinnert. Wenn diese modernen, verstellbaren Lampen dann kein zusätzliches Geräusch erzeugen, sind sie perfekt für eine angenehme Beleuchtung im Therapieraum.

Es kann natürlich auch passieren, dass man als Therapeut in eine Zwickmühle kommt, da ja jeder Klient unterschiedliche Bedürfnisse haben kann.

Zum Beispiel hat sich ein junger Klient zur Weihnachtszeit bei mir beschwert, dass der Therapieraum ja überhaupt nicht weihnachtlich geschmückt sei. Gemeinsam bastelten wir etwas, das seinen Ansprüchen für Weihnachten genügte, und hängten es, nun beide zufrieden und beruhigt, auf. Der Jugendliche, der im Anschluss kam, war da völlig anderer Meinung. Er war von den vielen Weihnachtsaktivitäten restlos überfordert und drohte nun schon beim Anblick des Weihnachtsschmuckes und der Kerze, in Panik zu geraten. Nun kann man natürlich darauf hinweisen, dass es doch möglich sein muss, unterschiedliche Geschmäcker zu akzeptieren. Doch gerade bei autistischen Menschen kann die Wahrnehmung durch bestimmte Reize so überfordert sein, dass einfach kein Gefühl von Sicherheit aufkommen kann.

Eine für den Klienten angenehme Umgebung bildet auch eine gute Grundlage zur wertvollen Zusammenarbeit. Da die Empfindlichkeiten bei Menschen aus dem Autismus-Spektrum sehr unterschiedlich sind, gilt es hier sensibel nachzufragen bzw. selbst achtsam auf möglicherweise überfordernde Sinneseindrücke zu sein.

Frau Preißmann (2007) beschreibt dies aus ihrer persönlichen Erfahrung:

> »Abgelenkt haben mich lange Zeit die Bücher (meiner Therapeutin), die in zwei Regalen stehen. Anfangs hat sie sie oft umgeräumt, was mich immer sehr irritiert hat. Mittlerweile macht sie das zum Glück nur noch selten. Die zwei Bilder, die ich von meinem Sessel aus sehen kann, hängen manchmal schief, was mich ebenfalls irritiert. (...) Wir scheinen oft so sehr in uns versunken, aber wir registrieren sehr genau, was um uns herum geschieht. Viel zu genau vielleicht.«

Viele Kinder und besonders die Jugendlichen kommen mit einem unsicheren Gefühl zur ersten Therapiestunde. Oft steckt eine Angst dahinter, was wohl von ihnen verlangt wird. Auf ihre eigene Art und nach ihren Möglichkeiten suchen auch sie nach einem Gefühl von Verbundenheit. Wenn sie merken, dass ich zum Beispiel ihre Spezialinteressen aufgreife oder auf bestimmte Dinge verzichte, die sie nicht leisten können, nehme ich einen ersten »Funken« von Aufeinander-Zugehen und In-Verbindung-Treten wahr.

Jeder von uns weiß, dass wir in einer unbekannten Umgebung oder Situation innerlich wieder ruhiger werden, wenn wir spüren, dass wir wohlwollend aufgenommen werden. In diesem Zustand wird in unserem Gehirn das Hormon Oxytocin ausgeschüttet. Dieser Botenstoff beruhigt die Amygdala – das Angstzentrum des Gehirns. Anders ausgedrückt: Das Gefühl von Verbundenheit schafft die Voraussetzung für angstfreies, kreativ-entspanntes Handeln. Über das Teilen von positiven Erfahrungen gelingt dann leicht der Einstieg in eine gute Beziehung, die ja als maßgeblich für eine gelingende Therapie angesehen wird.

Ich erkläre daher am Anfang immer, was wir zusammen machen könnten. Über Zeichnen und Malen, Plastizieren, Fotos machen, Filme erstellen oder ... oder ... oder ... – der Kreativität sind bei mir (fast!) keine Grenzen gesetzt. Ich erkläre den Kindern, dass ich es wichtig finde herauszubekommen, worin man wirklich gut ist. Denn nur in dem, was einem Spaß macht, ist man wirklich gut. Meistens löst sich die Spannung dann schon ein wenig. Da ich von Natur aus dazu neige, zu viel zu reden, lege ich das im Erstkontakt auch immer offen und mache den Kindern Mut, mir, wenn ich zu viel rede, bitte ein Zeichen zu geben, dass ich den Mund halten soll. Dabei registriere ich dann meistens ein weiteres entspanntes Ausatmen. Je nach Art des Ausatmens spreche ich das dann schon konkreter an – wie zum Beispiel mit der Frage, ob es dem Kind öfters so geht, dass zu viel geredet wird. Wenn das der Fall ist, schaut es mir vielleicht für Bruchteile von Sekunden in die Augen, und ich sehe ein kleines bejahendes Leuchten in seinen Augen. Wenn ich keine Reaktion auf meine Frage wahrnehmen kann, erzähle ich weiter, dass ich von Natur aus sehr neugierig bin und viele Fragen stelle. Aber dass es mir auch sehr wichtig ist, dass das Kind genau überlegt, ob es mir die Frage beantworten will oder nicht.

Wichtige Aspekte für einen guten Kontakt

- **Einfühlungsvermögen und Empathie:** Wahrnehmung des emotionalen Zustands einer Person, auch auf manchmal noch subtile Signale, die auf unterschiedliche Grade von Regulation und Fehlregulation hinweisen
- **Anliegen genau klären:** Wer hat welches Problem? Was wünscht sich das Kind, was kommt von den Eltern? Was ist hilfreich? Berücksichtigung der unterschiedlichen Interaktionen zwischen Klient und Therapeut nach Steve de Shazer (s. o.)
- **offene und direkte Kommunikation:** klare Sprache verwenden, das heißt, auf Ironie und Floskeln verzichten, bei Verwendung von Metaphern und Redewendungen das Verständnis beim Klienten klären, Nachfragen bei Unklarheiten
- **»Warum?«:** widerständiges Verhalten nicht einfach als aufsässig etikettieren, sich die Mühe machen herauszufinden, was dem Verhalten zugrunde liegt; Wissen um Zustände autistischer Überlastungen mit einbeziehen
- **gemeinsame Kontrolle:** Entschleunigung, Zeit geben, Antworten geduldig abwarten, Sie teilen die Kontrolle mit der Person und leiten sie nach Bedarf an. Überlässt man dem autistischen Menschen in vielfältigen Situationen und Settings die Kontrolle, führt das letztlich zu mehr Unabhängigkeit, Selbstständigkeit und Selbstbestimmung.
- **Humor:** Nicht jede Überlastungsreaktion wird durch die Katastrophenbrille betrachtet. Viel hilfreicher – sowohl für das Kind als auch die Familie – ist es, wenn die Menschen im Umfeld ihren Sinn für Humor bewahren.
- **Vertrauen:** Es ist wesentlich, von Beginn an zuzuhören, dem Klienten mit Respekt zu begegnen und gleichzeitig die Familie als Partner anzusehen.
- **Flexibilität:** Wichtig ist folgende Erkenntnis. Wenn Plan A nicht funktioniert, ist es Zeit, zu Plan B überzugehen.

In der Regel ist das der Moment, wo die Kinder und die meisten Jugendlichen in eine Beziehung zu mir einsteigen können. Ich erkläre, dass ich offen bin für die unterschiedlichsten, gemeinsamen kreativen Ausdrucksformen. Auch erkläre ich gleich zu Beginn, dass ich bestimmte Sachen nicht akzeptiere. Gemalt wird zum Beispiel nicht auf meiner Hose oder auf der weißen Tapete. Möglichst schnell versuche ich, bei den Kindern und Jugendlichen herauszubekommen, welche Talente und Interessen sie mitbringen und in der Therapie zum Ausdruck bringen können oder wollen, was sie gerne machen bzw. mit mir machen möchten.

Natürlich spielen für das Gelingen der Kontaktaufnahme auch persönliche Qualitäten des Therapeuten eine große Rolle. Dabei sind emotionale Wärme, Echtheit, Wertschätzung, Respekt und Akzeptanz auch für Menschen aus dem Autismus-Spektrum wichtige Kriterien. Denn auch sie erkennen sehr genau, ob sie als Persönlichkeit wohlwollend aufgenommen werden.

3 Kunstvoll handeln und wandeln

In meiner Arbeit erlebe ich es täglich, wie kunsttherapeutische Interventionen helfen, dass man seine Stärken und Ressourcen besser erkennt, die eigene Kreativität entdeckt und wertschätzen lernt. Das eigene aktive Handeln und das (Ver-)Wandeln von Farben, Formen und Materialien fördert das Erleben von Selbstwirksamkeit. So, wie sich die äußeren Farben und Formen verändern, können sich auch die inneren Bilder und Gefühle wandeln.

Das kreative Handeln ist erlebnisorientiert und interaktiv, der Klient gestaltet sein Werk. Das macht wiederum einen Eindruck auf den Klienten, es berührt und begeistert und setzt damit nachhaltig Entwicklungsprozesse in Gang. Kreativ sein heißt nicht nur, mit spielerischer Neugier nach neuen Lösungen zu suchen, sondern auch den eigenen Gefühlen einen neuen Ausdruck geben zu können. Doch »fließt« nicht immer alles »leicht« und »beschwingt«. Sich einlassen auf Neues kann – nicht nur für Menschen mit Autismus – eine Herausforderung sein.

Oft kämpfen Klienten, ob klein oder groß, mit Widerständen. Das, was auf dem Papier entstanden ist, entspricht nicht den Vorstellungen, soll eigentlich viel perfekter sein. Da die Kinder heutzutage in der Regel mit einer Flut von perfekten Zeichnungen groß werden, sind ihnen die eigenen Produkte oft nicht gut genug. Gerade im persönlichen Gestalten liegt das Potenzial, seine Selbstwirksamkeit zu entdecken. Daher bedarf es oft des Mutmachens von außen, um sich (wieder) an eigene Gestaltungen zu trauen. Es gilt vor allem, die individuellen kreativen Potenziale zu entdecken – ganz gleich, wie unkonventionell sie erscheinen. Bevor ein Klient verzweifelt aufgibt, sein Werk zu vollenden, oder sogar kurz davor ist, es zu zerstören, biete ich ihm vorsichtig und stufenweise künstlerische Hilfestellungen an. Um eine Farbfläche schneller anlegen zu können, kann es schon hilfreich sein, einen größeren Pinsel angeboten zu bekommen. Oder eine kleine Kritzelzeichnung des Therapeuten erregt die Aufmerksamkeit eines Kindes und ermuntert es, selbst deutlicher zu zeichnen.

Vielleicht ist es aber auch nötig, eine ganz neue Idee, wie z. B. das Einfügen von Zeitungsausschnitten, anzubieten, um das Gewünschte besser ausdrücken zu können. Ziel ist es immer, dem Klienten zu ermöglichen, dass er seinen eigenen Ausdrucksstil findet. Der spielerische Kontakt mit der eigenen Gestaltungskraft kann neuen Mut machen, zumindest schon mal im oder am Bild konkrete Problemlösungen zu entwickeln.

Diese im kunsttherapeutischen Setting erfahrene Lust, Dinge zu verändern und nach eigenem Ermessen zu verwandeln, ist ein wichtiges Element in der autismusspezifischen Kunsttherapie. Denn oft haben Menschen aus dem Autismus-Spektrum aufgrund ihrer anderen Wahrnehmung der Welt Angst vor Veränderungen. Besonders wichtig ist es daher, die Achtsamkeit auf die individuellen Bedürfnisse zu lenken, damit diese zum Ausdruck gebracht werden können.

Denn genau das ist oft das Problem: anzuerkennen, dass man selbst vielleicht völlig andere Bedürfnisse hat als die anderen. Jugendliche, ob autistisch oder nicht, versuchen, sich dem Gruppenverhalten anzupassen. Doch bei den jungen Klienten aus dem Autismus-Spektrum hat das in der Regel einen höheren Preis: Sie spüren immer weniger ihre eigenen Bedürfnisse, und das innere Stresslevel steigt und steigt, bis es zu unkontrolliertem Ausagieren von Affekten kommt. Daher erscheint es mir wichtig, Angebote zu machen, die dem Klienten helfen, seine individuellen Bedürfnisse zum Ausdruck zu bringen, um so seine eigene Identität immer deutlicher zu erkennen.

Verschiedenartige kunsttherapeutische Interventionen wie unterschiedliche Materialangebote, unterstützende verbale Anregungen oder paralleles Zeichnen können dem Klienten helfen, festgefahrene oder sich wiederholende Bildwelten zu erweitern. So gelang es zum Beispiel einem erwachsenen Klienten, der sich nicht über Sprache ausdrücken konnte, seine monochrome Malweise nach anderthalb Jahren mithilfe kunsttherapeutischer Unterstützung auf die Darstellung von Objekten und Menschen zu erweitern.

Das Bild zu malen oder an einem dreidimensionalen Objekt zu arbeiten ist immer ein Prozess, der sich wieder verändern und anpassen lässt. Diese kreativen Prozesse oder auch das Kunstwerk selbst können Gefühle auslösen, sowohl beim Kunstschaffenden als auch beim Therapeuten. Es entsteht eine abwechselnde Interaktion zwischen Klient, Therapeut und Kunstwerk. Gerade für Menschen aus dem Autismus-Spektrum kann diese Kommunikation über das Kunstwerk die Chance bieten, dass sie nicht den Augenkontakt zum Therapeuten suchen müssen, sondern erst einmal auf ein Papier oder auf anderes Material blicken können. Auch der Therapeut schaut auf das Bild. Dann kann der Klient auch den Therapeuten anblicken, ohne ihm in die Augen schauen zu müssen.

Mit einem bestimmten künstlerischen Material, durch Form- und Farbgebung lassen sich innere Bilder gezielt zum Ausdruck bringen, und doch besteht jederzeit die Möglichkeit einer Erweiterung und einer Veränderung. Diese Art des künstlerischen Abwandelns erleben auch Menschen, die auf Veränderungen oft mit Unruhe und Verwirrung reagieren, nicht als Bedrohung von außen. Diese positive Erfahrung von Verwandlung ist die Grundlage für eine mögliche Neuorientierung und die Suche nach neuen Lösungswegen.

So entwickeln manche Kinder im therapeutischen Verlauf aus ihren selbst gezeichneten Figuren Geschichten, die die Fantasie anregen und sich weiterspinnen lassen. Durch das Zusammenfassen in kleinen Bildergeschichten oder auch in kurzen Filmen werden einzelne Bilder in eine zusammenhängende Struktur gebracht. So kann man diesen vertrauten Faden in den folgenden Therapiestunden wieder aufnehmen.

Das kreative Arbeiten kann eine Möglichkeit sein, die eigenen Wahrnehmungen und Gefühle in eine persönliche Ordnung zu bringen und selbst zu regulieren. All diese Prozesse wirken ichstärkend und haben unmittelbare Auswirkungen auf das Selbstwertgefühl. Besonders nachhaltig kann die Erfahrung sein, wenn sich vermeintliche Defizite in ihr Gegenteil verkehren können. Dann werden sie als Stärke, als ganz besonderes Talent und als Besonderheiten der Persönlichkeit wahrgenommen und wertgeschätzt.

Die Vorliebe, sich auf ein Thema zu fokussieren, zeichnet nicht nur viele Autisten, sondern auch allgemein viele Künstler aus. Die Beschäftigung mit den Werken von bekannten Künstlern kann manchmal zur Anregung dienen, eigene Kreativität wieder zuzulassen. Wesentliche Merkmale für das Selbstverständnis eines Künstlers sind seine besonders ausgeprägte Individualität und die Fähigkeit, vermeintlich bekannte Dinge auf unkonventionelle und originelle Art wahrnehmen und ausdrücken zu können. Hat ein Klient dann im therapeutischen Setting Anerkennung für sein Werk erfahren, kann das ein Anfang sein, seine besondere Form des Ausdrucks als persönliche Ressource und besondere Stärke anzuerkennen. Somit lernt er sich selbst wieder wertzuschätzen.

Mit Kreativität Ressourcen aktivieren

Wenn die Kinder zu Beginn keine eigenen Ideen haben, schlage ich ihnen gerne ein Malspiel bzw. Kritzelspiel vor, dass ich in der Wortwahl je nach Naturell des Kindes variiere. Bei den »Kämpfern« ist es ein Kampf-Mal-Spiel, bei dem wir uns mit Stiften »bewaffnen«, bei den Stilleren ist es ein »Wir-schauen-mal-was-daraus-wird-Spiel«, und wir nehmen einfach Stifte. Ziel des Spiels ist es, den anderen Stift zu »fangen«. Es gibt 3 Regeln:

1) Wir malen auf dem Blatt, es sollte mindestens 50x70 cm groß sein.
2) Der Stift darf das Blatt nicht verlassen (für Selbstschutz wichtig!).
3) Gewonnen hat der Fänger, wenn er den anderen Stift berührt hat (und nicht zum Beispiel den Finger des anderen).

So entsteht manchmal ein vorsichtiges Sichbegegnen, aber oft artet es in wildes, lustiges, gegenseitiges Fangen aus. Am Ende entsteht immer ein buntes Wirrwarr von Linien.

Wenn wir das Bild dann ein bisschen weiter weg halten, suchen wir gemeinsam, ob und was jeder von uns darin sehen kann. Manchmal malen wir zusammen das Motiv deutlicher, manchmal will das Kind das alleine machen, oder ich zeige ihm, was ich sehe, indem ich etwas deutlicher nachzeichne. Meistens können die Kinder gar nicht genug davon bekommen und wollen gleich das nächste Bild auf dieselbe Weise malen. Bei diesen Bildern kommt es mir nicht auf das Endprodukt an, sondern mir ist es wichtig, dass die Kinder sich als aktiv erleben und »einfach« drauflosmalen können (s. Abb. 1).

Immer wieder merke ich oft schon bei dieser Übung, ob dies der richtige Zugang zu dem Kind ist. Was für den einen absolut hilfreich ist und ein freudiges Strahlen auslöst, ist für den Nächsten langweilig, sinnlos und nervig. Es gibt Kinder und besonders Jugendliche, denen dieses »Kritzeln« zu kindisch ist. In der Regel sind es die »Gamer«, die mit diesem »Kinderkrams« nichts anfangen können. Bei

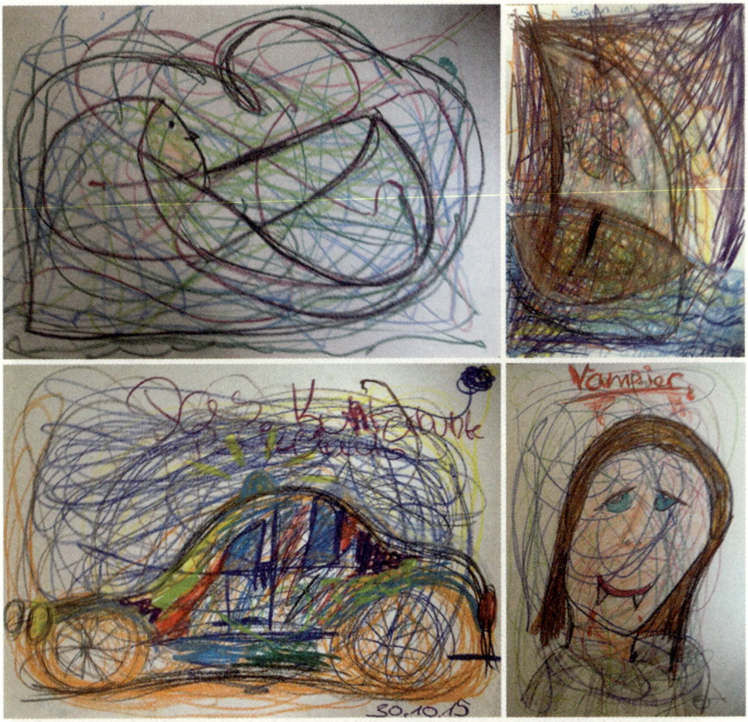

Abb. 1: Kritzelspiel-Bilder

ihnen versuche ich es mit einem digitalen Angebot. Es gibt ja auch dort wunderbare Möglichkeiten, seine Kreativität zum Ausdruck zu bringen. Unterschiedliche Apps erleichtern eine Art des Zeichnens, das den genauen Vorstellungen der Jugendlichen sehr entgegenkommt.

Kreativität entdecken

Für **Martin**, einen 14-jährigen, sehr schlauen Autisten, war das Zeichnen mit Bleistift und Pinsel zum Beispiel keine Option, irgendetwas zum Ausdruck zu bringen. Da das Tablet für ihn auch zu Hause eine Möglichkeit war, sich zu beruhigen, bot ich ihm eine App zum Zeichnen von Ornamenten auf meinem Tablet an. Ich war mir nicht sicher, ob er es nutzen würde, da seine Abneigung, sich kreativ zu betätigen, sehr groß war. Doch auf diese »Übung« konnte er sich einlassen. Er fing etwas gelangweilt an. Je mehr er jedoch auf dem Tablet zeichnete, desto entspannter und zufriedener wirkte er. Mit wachsender Begeisterung fügte er Strich um Strich in sein Muster ein, vergrößerte die Zeichnung, um noch feinere Muster einzufügen, und verkleinerte sie wieder, um den Gesamteindruck zu sehen und dann noch mal kleine Ornamente einzufügen. Zum Schluss waren wir beide begeistert von seinem Werk. Gerne nahm ich sein Angebot an, ich könnte dies ja als Hintergrundbild für mein Tablet verwenden (s. Abb. 2)

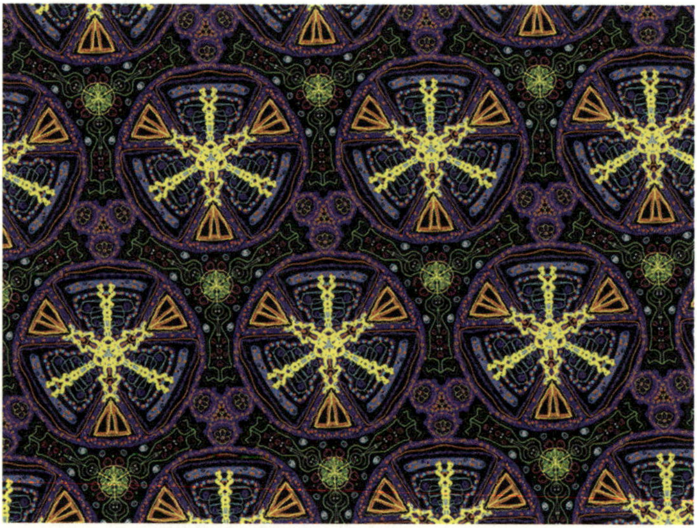

Abb. 2: Tablet-Zeichnung

Wir alle haben Vorlieben für bestimmte Arten von Sinneswahrnehmungen, mit denen wir Neues besser aufnehmen können. Menschen mit Autismus reagieren oft sehr sensibel auf bestimmte Reize. Das variiert von Typ zu Typ, kann aber auch tagesabhängig sein. Dann gleicht es einer Detektivarbeit herauszufinden, welche Sinne der Kinder gerade aufnahmefähig sind. An manchen Tagen ist Sprechen keine Option, dann sind Bilder hilfreich. An anderen Tagen klappt es wiederum besser mit gesprochenen Worten, an wieder anderen geht es nicht ohne ganz viel Bewegung. Jeder Mensch ist individuell. Es lohnt sich, seinen Spürsinn zu schulen, damit man den jeweils wirksamsten Weg zu Kontaktaufnahme und Beziehung findet, um so beim Klienten neue Erfahrungen zu ermöglichen.

Im kunsttherapeutischen Setting gibt es viel Raum zum Ausprobieren. Am Anfang sucht sich jeder sein Ausdrucksmittel, mit dem er sich vertraut fühlt oder das ihn zum Gestalten motiviert. Diese Wahlmöglichkeit anzubieten hat sich als ein wichtiges Element in der autismusspezifischen Begleitung herausgestellt. Das kann die Zeichnung eines Jedi-Ritters sein oder die Gestaltung eines luftballongetriebenen Flugobjekts oder das Feilen an einer Steinskulptur. Wichtig ist, dass derjenige in eine positive Beziehung zu seiner Gestaltung gehen kann. Mit seinem lustvollen, kreativen Arbeiten kann der Klient zeigen, was ihm Spaß macht und wo er sich gut ausdrücken kann. Gemeinsam können wir etwas gestalten, Veränderungen vornehmen und so in einen konstruktiven Dialog kommen – mal mit Worten, mal ohne.

Individuelle Stärken werden in der kreativen Arbeit sichtbar. Nicht nur für den Therapeuten, oft auch für den Klienten selbst. Dabei geht es nicht nur um die Fähigkeiten, sich gestalterisch auszudrücken. Gemeinsam können wir auch feststellen, ob wir über das Gestalten in Kontakt kommen können. Welche Gefühle werden zum Ausdruck gebracht? Wo braucht es Unterstützung, um etwas deutlicher zu machen, was den beabsichtigten Ausdruck noch verstärkt? Und wie kann ich Bilder nutzen, um negative Glaubenssätze oder Überzeugungen in positive zu verwandeln?

Mit Kunst in Beziehung treten – das beinhaltetet für mich nicht nur, mit meinen Klienten zu malen oder ein Werk zu gestalten. Es heißt auch, die Beziehung kunstvoll zu gestalten. Im Kontakt mit Menschen aus dem Autismus-Spektrum ist es wichtig, autismusspezifische, individuelle Wege zu finden. Denn nur so kann das eigene Repertoire an Ausdrucksmöglichkeiten mit Motivation und Lust erweitert werden.

Sich selbst neu zu erfahren als jemand, der etwas darstellen kann, kann ein befreiendes Gefühl sein. Wichtig ist dabei, dass man dem Klienten auch wirklich seinen eigenen kreativen »Spiel«-Raum ermöglicht. Nur wenn der Klient das Angebot des Therapeuten als angenehm oder stimmig empfindet, kann das kreative Handeln auch beruhigen und die Wahrnehmung sensibilisieren. Ein Mensch, der hochsensibel auf haptische Eindrücke reagiert, hat in der Regel nicht viel Freude an Arbeiten mit Ton oder Matschen mit Farbe. Das Verzwickte daran ist, genau herauszufinden, wer welches Angebot aufnehmen kann. Manche Kinder lieben es zum Beispiel, mit den

Händen Farben zu mischen und ausgiebig mit der Farbmasse zu experimentieren (s. Abb. 3).

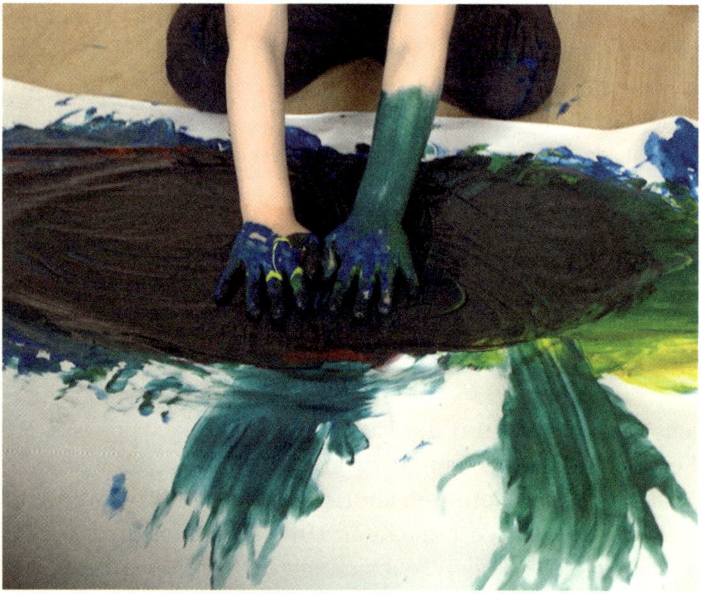

Abb. 3: Farben mit den Händen mischen

Andere dagegen, wie z. B. Benni, geraten in Panik, wenn sie ihre Hände in einer anderen Farbe sehen.

Weniger ist mehr!

Einmal mischte **Benni** (6 Jahre) mit Hingabe in einem großen Glas flüssige Goache-Farben. Mit sehr viel Freude gab er eine Farbe nach der anderen in das Wasserglas und beobachte genau, welche Farben sich immer wieder neu aus seinem Gemisch ergaben. Als er die Grundfarben Rot, Gelb und Blau zusammengemischt hatte, war das Glas randvoll mit einem dunklen, braun-schwarzen Farbgemisch. Da ich es schade fand, die Farbe nun einfach ungenutzt stehen zu lassen, machte ich ihm das Angebot, mit der Farbe etwas zu malen. Sein lustvolles Mischen hatte mich an ein anderes Kind erinnert, das gerne mit dem selbstgemachten Farbgemisch mit den Händen malte (s. Abb. 3). Deshalb wollte ich ihm dies auch ermöglichen und füllte einen Teil der Farbe in einen Teller, damit er mit den Händen in die Farbe kommen konnte. Benni schaute mich an und zögerte. Leider interpretierte ich dieses Zögern falsch. Ich dachte, er wolle sich vergewissern, dass er wirklich mit den Händen malen dürfe. Ich ermutigte ihn also, die Hände in die Farbe zu tauchen. Nach einem kurzen, zweifelnden Blick in meine Richtung tauchte er beide Hände in die braunschwarze Farbe.

Er schaute für den Bruchteil einer Sekunde auf seine schwarzen Hände – und begann, wie wild seine Hände zu schütteln. Nun wurde mir endlich klar, dass er damit überfordert war. Allerdings war es für uns beide eine große Herausforderung, das Badezimmer und den rettenden Wasserhahn zu erreichen, ohne den gesamten Flur auch mit dunkler Farbe zu besprenkeln.

Er war für mich ein hervorragender Lehrer dafür gewesen, auf Zeichen – auch wenn sie noch so klein sind sehr achtsam zu schauen – und sie wirklich ernst zu nehmen.

Diese Situation hat uns beiden sehr stark verdeutlicht, wie hochgradig gestresst er auf Veränderungen an seinem Körper, in diesem Fall waren es die Hände, reagiert. Doch war es auch eine gute Gelegenheit, gemeinsam neue Strategien zu entwickeln, wie er im Alltag mit solchen Herausforderungen umgehen kann.

In der folgenden Stunde waren wir beide schlauer! Er suchte sich diesmal nur eine Farbe aus und bemalte mit einem Pinsel nur einen Finger. Das konnte er gut aushalten, und es war ihm wichtig, dass ich seinen blauen Finger fotografierte (s. Abb. 4).

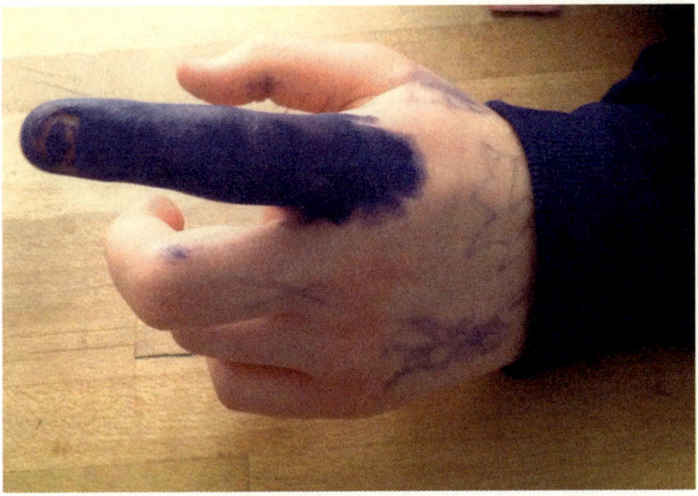

Abb. 4: Bemalter Finger

Nicht nur Kinder profitieren von dieser anderen Ausdrucksmöglichkeit. Auch Erwachsene, die gewohnt sind, sich sprachgewandt in ihrem persönlichen Wohlfühlbereich aufzuhalten, profitieren von gestalterischen Methoden. Manchmal verdeutlichen sich so Zusammenhänge, die vorher nicht sichtbar waren. Oft ergeben sich im Gestaltungsprozess überraschende, ausgefallene Veränderungen, die sich wiederum auf den Gestaltenden positiv auswirken.

Kunsttherapeuten wissen schon lange um diese positiven Wirkungen von ansprechenden Bildern. Inzwischen beschäftigen sich übrigens auch Neurowissenschaftler mit der Frage, welchen Eindruck Kunst auf unsere Lebensqualität haben kann. Am Max-Planck-Institut für empirische Ästhetik wurde dazu mithilfe bildgebender Technik geforscht. So konnte man genau nachvollziehen, wo und wann welche Gehirnareale aktiv sind, wenn ein Proband sich ein Kunstwerk ansieht.

Als überraschendes Ergebnis kam bei diesen Studien heraus, dass ansprechende Kunstwerke beim Betrachter Reaktionen in Hirnbereichen auslösen, die normalerweise beim Tagträumen, Abschalten oder leichten Schlaf aktiv sind. Sind diese Bereiche aktiv, erleben wir das als angenehm. Und wer sich gut fühlt, ist offen für Neues (Max-Planck-Institut für empirische Ästhetik 2018).

Mit einem Bild, einem Foto oder einem sonst wie gestalteten Werk kann oft mehr zum Ausdruck gebracht werden, als es mit Worten allein möglich ist.

Auch können wir mithilfe des Gestaltens überprüfen, ob das gegenseitige Verständnis übereinstimmt. Denn selbst gestaltete Werke, ob es nun Bilder oder dreidimensionale Objekte sind, intensivieren nicht nur den Ausdruck einer Aussage, sondern auch den Eindruck. Nicht umsonst heißt es, ein Bild sagt mehr als tausend Worte. Bilder wirken als Ganzes und werden parallel verarbeitet. Dagegen läuft zum Beispiel die Verarbeitung sprachlicher Information hintereinander ab. Hier wird die Botschaft linear vermittelt, und erst mit ihrem Abschluss fügen sich die Elemente zu einem Ganzen.

Bilder erfassen wir schneller als das geschriebene Wort, und sie haben ein großes Potenzial zum Emotionalisieren. Alles, was wir mit den Augen wahrnehmen, erzeugt in Bruchteilen von Sekunden Emotionen. Wir nehmen Farben, Formen und Dinge wahr und erzeugen in unserem Gedächtnis ein neues Bild. Zusätzlich haben wir Menschen die Fähigkeit, uns hervorragend an die bereits gesehenen Bilder zu erinnern und diese in unserem Kopf abzurufen. An einmal gesehene Bilder erinnern wir uns oft noch Jahre später.

Daher halte ich Erlebnisse von Kindern gerne in einfachen Strichmännchen-Darstellungen fest. Dabei klärt sich vieles, was sie in der Erzählung oft nicht genau benennen konnten. Wer stand wo? Wer war mit wem zusammen? Was passierte zuerst? Was war anschließend?

Immer wieder bin ich erstaunt, wie klärend und beziehungsfördernd diese kleinen Bildchen sein können. Manchmal bedarf meine Zeichnung noch einer Korrektur, oder der Klient ergreift selbst den Stift, ermutigt durch meine einfache Strichmännchen-Darstellung. Am Ende haben wir beide den Eindruck, das Geschehene so besser verstanden zu haben.

Das erweiterte Ausdrucksvermögen, der kommunikative Aspekt der Kunst, erlaubt dem Klienten also nicht nur, sich von belastenden Gefühlen zu distanzieren, indem er sie nach außen auf das Blatt oder in die Gestaltung bringt. Es ermöglicht auch, sich bestimmte Gefühle wieder anzueignen und Erfahrungen zu machen, die zuvor nicht erlebbar waren. Im künstlerischen Gestalten erfährt er, dass er im Kontakt mit seiner Umwelt ist, diese aufnehmen und erleben kann. Ab und zu sind dabei Anregungen vom Therapeuten hilfreich. Es kann wichtig sein, vor schnellen Abwertungen zu schützen und Mut zu machen, an die eigene Kreativität zu glauben.

Manchmal kann ich den Klienten unterstützen, Lösungen für gestalterische Herausforderungen zu finden. Hin und wieder sind auch Impulse durch die richtigen Fragen wichtig, um zu neuen gestalterischen Formen zu kommen. Im Gestaltungsprozess kann der Klient seine eigenen Bedürfnisse ausdrücken und sich im gemeinsamen Gespräch darüber für die Bedeutung sensibilisieren. Der künstlerische Prozess ist ein vielschichtiges und motivierendes Übungsfeld.

Unterschiedliche Phasen im Gestaltungsprozess:

1. *Phase: Bewusstwerdung*
   - Was will ich darstellen? Um was geht es mir eigentlich?
   - Mit welchen Erlebnissen will ich mich aktiv auseinandersetzen?
   - Wie und womit will ich es darstellen?
2. *Phase: Vorbereiten*
   - Was brauche ich, um es darstellen zu können?
   - Habe ich alles, um es so darstellen zu können, wie ich es haben will?
3. *Phase: Handeln*
   - eigene Wünsche und Fantasien ausdrücken
   - Botschaften mitteilen, die ich sprachlich so noch nicht ausdrücken konnte
4. *Phase: Dranbleiben*
   - Kann ich mir dann Hilfen holen? Oder hole ich sie mir schon vorher, ohne mich selbst auszuprobieren? Hole ich keine?
5. *Phase: Kommunikation über das Bild*
   - Was sieht mein Gegenüber?
6. *Phase: Erfolg*
   - sich als »selbstwirksam«, kreativ und kompetent erleben

Kinder und Jugendliche entwickeln so ein tieferes Verständnis für prozessorientiertes Arbeiten. Im gestalterischen Prozess können sie ihr Handeln überdenken und so verändern, dass es für sie stimmig ist. Sie erfahren sich als produktiv und lernen, notwendige Veränderungsprozesse zu gestalten. Spielerisch können sie so neue Bewältigungsstrategien entwickeln und ausprobieren. Der Glaube an die eigenen Fähigkeiten wird gestärkt.

Diese Selbstwirksamkeit zu fühlen und wahrzunehmen ist einer der wichtigen Wirkfaktoren in der Kunsttherapie. Als Therapeutin unterstütze ich die Klienten darin, dass sie sich genügend Zeit dafür nehmen und Anzeichen von Unbehagen, Zögern, Unkonzentriertheit oder Widerstand gegen das Thema achtsam thematisieren.

Mit PEP Blockaden auflösen

Lange Zeit erschien mir die Kunsttherapie mit den wunderbar vielfältigen, kreativen Interventionsmethoden als eine ideale Methode, autistischen Menschen in ihrer Potenzialentfaltung zu unterstützen. Doch Blockaden und dysfunktionale Glaubenssätze ließen sich dadurch nicht auflösen. 2009 lernte ich Michael Bohne und die von ihm entwickelte *Prozess-und Embodimentfokussierte Psychologie* (kurz PEP) kennen. Die Methode hatte mich von Anfang an durch ihre schnelle Wirksamkeit sehr beeindruckt in mir den Wunsch geweckt, diese Technik genauer kennenzulernen. Ich hatte zu der Zeit einen Konflikt mit meinem damaligen Arbeitgeber und war beim ersten Versuch, diesen zu klären, heillos gescheitert: Für neu eingeführte Gruppentherapien benötigte ich dringend einen größeren Tisch für mehrere Personen. Mein Chef hielt diese Investition für unnötig. Für ihn waren meine ausführlich dargestellten Argumente für diese Anschaffung nicht nachvollziehbar. Nach nur einer PEP-Sitzung konnte ich meinen Wunsch so formulieren, dass es keine weitere Diskussion darum gab. Der neue Tisch wurde genehmigt, und ich konnte die Gruppensitzungen mit vier Jugendlichen aus dem Autismus-Spektrum ohne Streitereien wegen Platznot abhalten.

PEP vereint Elemente aus psychodynamischen, systemischen und hypnotherapeutischen sowie traumatherapeutischen Behandlungskonzepten. Die Methode beinhaltet verschiedene Techniken und Interventionsstrategien, um mit heftigen Gefühlen oder belastenden Erlebnissen umzugehen und die Bearbeitung hinderlicher Beziehungsmuster, Glaubenssätze und Überzeugungen zu unterstützen. PEP ist gut zu erlernen und kann als Selbsthilfetechnik eigenständig angewendet werden.

Die PEP-Techniken umfassen:

- das Klopfen von Akupunkturpunkten
- das Kurbeln eines Selbstbestätigungspunktes bei gleichzeitigem Aussprechen von Sätzen, die denjenigen in einem zentralen Kernbedürfnis stärken sowie Selbstanerkennung und Wertschätzung der eigenen Person ausdrücken
- den Kognitions-Kongruenz-Test (KKT) zum Aufspüren und Bearbeiten unbewusster Blockaden
- ein dezidiertes Selbstwerttraining

Das Klopfen bestimmter Punkte am Körper bewirkt eine Verstörung eingefahrener neuronaler Netzwerke im Gehirn und erleichtert eine positive Umwandlung negativer Gefühle. Neue Denkmuster und

Lösungsansätze werden spürbar, die das Überwinden hartnäckiger Grenzen möglich machen.

Während die Klopftechniken in dem Teil unseres Gehirns wirken, in dem unsere Emotionen entstehen (limbisches System), werden hinderliche Beziehungsblockaden und Glaubenssätze vor allem in unserem präfrontalen Kortex im Vorderhaupt »bearbeitet«.

Das Hauptziel bei der Anwendung von PEP ist die Verbesserung der Selbstbeziehung durch positive Affirmationen. Bisher unbewusste Lösungsblockaden – wie zum Beispiel Selbst- und Fremdvorwürfe, Erwartungshaltungen und Loyalitätskonflikte – und vor allem ausgeprägte, belastende Gefühlszustände – wie zum Beispiel starke Ängste oder Trauergefühle – lassen sich oft erstaunlich schnell auflösen oder transformieren. Wenn das Klopfen bzw. Kurbeln nicht zu deutlichen Verbesserungen führt, kann man mithilfe des Kognitions-Kongruenztest psychodynamische oder systemische Hindernisse aufspüren und dann bearbeiten. Zusätzlich ist bei der PEP ein Selbstwerttraining integriert. Mit einem auf diese Weise gestärkten Selbstwertgefühl wird der Umgang mit Stress-Situationen wesentlich leichter.

Die moderne PEP-Form ist noch relativ neu, 2006 erschien das erste Fachbuch von Michael Bohne. Wissenschaftliche Studien in der Medizinischen Hochschule Hannover untersuchen die Wirkung von PEP bei Menschen mit Flugangst und bei Parkinson-Patienten. Auch andere wissenschaftliche Untersuchungen der letzten Jahre befassten sich mit der Wirksamkeit der Klopftechniken. Antonia Pfeiffer hat dazu eine Übersichtsarbeit zu spannenden Studien veröffentlicht (Pfeiffer 2018). Ausführlich beschreibt Michael Bohne (2019) die von ihm entwickelte Methode in seinem Buch *Klopfen mit PEP. Prozess-und Embodimentfokussierte Psychologie in Therapie und Coaching.*

Um PEP hilfreich einsetzen zu können, ist es wichtig, sowohl den Auftrag als auch die Art und Weise, wie man mit dem Klienten in Beziehung tritt (s. »Anliegen und Auftrag klären«, S. 25), genau zu prüfen. Sind Klienten noch sehr verunsichert, steht der Aufbau einer guten tragfähigen Beziehung im Vordergrund. Wenn der Klient dann mehr Sicherheit im Kontakt mit dem Therapeuten aufgebaut hat und das Anliegen genau geklärt ist, kann mit PEP gearbeitet werden.

Phasen einer klassischen PEP-Sitzung

1. Zuerst wird der Auftrag so genau wie möglich geklärt: Was ist das Anliegen? Wobei genau ist Hilfe gewünscht?
2. Dann wird dazu ein passender Satz der Selbstbestätigung bzw. -akzeptanz formuliert: »*Auch wenn ich – (und hier benennen wir das belastende Gefühl) –, liebe und akzeptiere ich mich so, wie ich bin.*« Je nach Stimmigkeit wird der zweite Teil so verändert, dass er dem eigenen Gefühl und den Grundbedürfnissen Beziehung, Autonomie und Sicherheit gerecht wird (Genaueres s. u. bei der Klärung der Kernbedürfnisse, S. 36).
3. Dann wird beim Fokussieren auf das belastende Thema/Problem auf einer Skala zwischen 0 und 10 eingeschätzt, wie groß sich die Belastung anfühlt.
4. Danach folgen einfache, kurze Körperübungen (Überkreuzübung und Fingerberühr-Übung) zur Aktivierung beider Hirnhälften.
5. Jetzt wird die Klopftechnik angewandt: Der Therapeut klopft bei sich selbst, sodass der Klient eine Orientierung über die 16 Punkte (an Hand, Gesicht und Oberkörper) bekommt. Der Therapeut klopft also nicht beim Klienten, sondern leitet den Klopfprozess an und unterstützt den Klienten aufmerksam bei aufkommenden Gefühlen. Bei Bedarf erfolgen mehrere Klopfrunden mit einer Zwischenentspannung.
6. Wenn sich der Stress durch das Klopfen nicht weiter reduzieren lässt, fragt der Therapeut nach den »Big Five« (Selbstvorwürfe, Vorwürfe anderen gegenüber, Erwartungshaltung, Altersregression und parafunktionale Loyalitäten) oder sucht mit dem KKT (Kognitions-Kongruenz-Test) nach verborgenen unbewussten Blockaden und hemmenden Glaubenssätzen.
7. Je nach Bedarf werden kleine Entspannungsübungen zwischen den einzelnen Schritten sowie zum Abschluss der Sitzung eingebaut. Dadurch wird das Gelernte besser verankert.
8. Die Sitzung schließt mit einem positiven Zielbild sowie einer stärkenden Affirmation (Glaubenssatz) ab. Zu Hause kann man mit diesen Affirmationen und Klopftechniken selbst weiterarbeiten. So lassen sich Gefühle von Selbstwirksamkeit aktivieren. Die Einflussnahme auf die eigene Befindlichkeit und damit Fähigkeit zur emotionalen Selbststeuerung wird gestärkt.

Dieser Ablauf hat sich auch bei der Unterstützung von Menschen aus dem Autismus-Spektrum als sehr hilfreich erwiesen. Die klare Struktur des Interventionsablaufs beim Klopfen und das Nachfühlen der angebotenen Selbstbestätigungsätze bei gleichzeitigem »Kurbeln« des Selbstbestätigungspunktes (s. Anleitung im Anhang) erleichtern und unterstützen den Prozess der Selbstbestätigung sehr.

Diesen Prozess gemeinsam zu erleben erleichtert es dem Klienten, seine Befindlichkeiten dem Therapeuten gegenüber zu verdeutlichen. Der Therapeut macht immer wieder Angebote, die der Klient für sich überprüfen kann. Er gibt dem Behandler dann ein entsprechendes Feedback. Dies fördert nicht nur die Kompetenzen des Klienten, eigene Emotionen und Bedürfnisse zu erkennen und zu äußern. Auch die Kompetenz des Behandlers, individuelle Besonderheiten des Klienten wahrzunehmen und diese Erkenntnisse in den weiteren Prozess gewinnbringend einzubringen, verbessert sich zunehmend. Eventuelle Vorbehalte, dass man sich möglicherweise nicht genügend mit dem Störungsbild auskenne, können mit der PEP abgebaut werden.

Ein wichtiger Aspekt bei der Methode ist, dass die Klienten die Interventionen der PEP immer selbst durchführen. Der Therapeut leitet an bzw. führt durch den Prozess, aber der Klient beklopft sich selbst. Der Klient erlebt so von Anfang an seine Selbstwirksamkeit. Er entscheidet auch, welche Punkte er wie lange klopfen mag. Auch Punkte, die er als zu unangenehm empfindet, kann er überspringen. Der Klient entscheidet auch, mit welcher Intensität er die Punkte beklopft. Je nach Eigenwahrnehmung entscheidet er, ob er ein zartes Berühren oder ein stärkeres Klopfen für sich als hilfreich empfindet. Auch Klienten mit autismusspezifischen sensorischen Sensitivitäten behalten mit PEP jederzeit die Kontrolle, da sie die Wirkung der Klopfpunkte beobachten und selbst verändern können. Schon allein die Imagination der Klopfpunkte kann eine Veränderung des Stressniveaus bewirken. Bei Kindern kann man das Klopfen auch humorvoll kreativ abwandeln, wie zum Beispiel mit Farben auf ein Papier klopfen oder das Klopfen von Fingern einer Handpuppe.

Auch bei der Zwischenentspannung stehen die Wahrnehmungen im Vordergrund. Beim Summen der Töne ist nicht die Qualität der Töne, beim Rückwärtszählen nicht die Rechenkunst, sondern das Aktivieren andere Hirnareale wichtig.

Hilfreich scheint es zu sein, wenn der Klient die Angebote des Therapeuten ohne die Angst, diesen vielleicht zu kränken, ablehnen kann. Meinen Therapiekindern sage ich deswegen im Vorfeld immer: »Ich werde dir Angebote machen, und du kannst prüfen, ob sie zu dir passen oder nicht. Wenn sie nicht passen, schmeißen wir sie sofort in die Tonne!« Dabei zeige ich dann auf meinen Mülleimer. Die Idee, dass sie entscheiden können, was gut für sie ist und was nicht, löst meist schon einen Teil der Unsicherheit oder Befangenheit auf. Nicht nur für die Kinder ist das ein wichtiger Hinweis, dass sie die Angebote von mir nicht annehmen müssen. Auch Erwachsene testen gerne, meist etwas vorsichtiger als Kinder, ob ich das auch ernst meine.

Beim Erarbeiten von positiven Selbstbestätigungssätzen greift man die Ideen des Klienten immer auf und präzisiert sie so lange, bis sie eine deutliche spürbare Erleichterung oder sogar Erheiterung beim Klienten auslösen. Zunächst spricht man immer erst das Problem oder die Schwierigkeit aus:

- *Auch wenn ich mich über meine Mitschüler aufrege, ...*
- *Auch wenn Mama mich zur Weißglut bringt, ...*

Schon allein die Erlaubnis, diese Gefühlszustände auszusprechen, setzt oft neue Energien frei. Entscheidend ist es dann, den zweiten Teil des Satzes genau zu bestimmen. Besonders profitieren die Klienten, wenn mit dem Satz ein wichtiges Kernbedürfnis angesprochen wird.

Beim **Kernbedürfnis Beziehung und mangelnde Selbstakzeptanz** sind z. B. folgende Sätze hilfreich:

Auch wenn ich Schwierigkeiten habe, ...

- *... beginne ich nun langsam zu sehen, dass ich in Ordnung bin!*
- *... bin ich ein guter Gamer/Youtuber/Spezialist in Holzarten.* (Je nach Spezialinteresse des Klienten.)
- *... bin ich so, wie ich bin, okay.*
- *... liebe und akzeptiere ich mich so, wie ich bin.* (Diese Formulierung passt meistens besser bei Erwachsenen.)

Beim **Kernbedürfnis Autonomie** werden z. B. folgende Sätze ausgesprochen:

Auch wenn ich das noch nicht kann, ...

- *... gehe ich meinen ganz eigenen Weg!*
- *... bestimme ich, was gut für mich ist!*
- *... nehme ich mir den Raum, den ich brauche!*
- *... nehme ich meine Bedürfnisse ernst!*
- *... schaue ich auf meine Fähigkeiten!*

Wird das **Kernbedürfnis Sicherheit** berührt, profitieren Klienten z. B. von folgenden Sätzen:

Auch wenn ich das so wahrnehme, ...

- *... bleibe ich in Sicherheit!*
- *... bleibe ich in meiner Kompetenz!*
- *... behalte ich den Überblick!*
- *... gehört mein Autismus zu mir!* (Manchmal ist dieser Satz für Klienten aus dem Autismus-Spektrum wichtig.)

Der Klient alleine entscheidet, ob sich Aussagen stimmig oder nicht stimmig anfühlen und welchen zweiten Teil der Selbstbestätigungsaffirmation er aussprechen möchte. Eine klare und eindeutige Sprache ist dabei wichtig, um Missverständnisse oder auch Ängste zu vermeiden. So löste zum Beispiel eine Metapher »unterm Strich« bei einem Therapiekind ein Stirnrunzeln aus. Erst nach meiner Erklärung zu dieser Metapher konnte er, nun wieder beruhigt, seinen Powersatz entwickeln.

Es gilt also, sehr achtsam auf die körperlichen Reaktionen des Gegenübers zu achten. Für Menschen aus dem Autismus-Spektrum ist es wichtig, dass sie den Kontakt zum Behandler nicht über die Augen halten müssen. Anders herum ist es natürlich auch wichtig, dass der Behandler sich nicht abgelehnt fühlt, nur weil der Klient nun gerade nicht in die Augen schauen kann oder will. Meist ist ein vokales Bonding, wie es Michael Bohne bezeichnet, über eine entspannte, Sicherheit ausstrahlende Stimme für den Klienten hilfreich. Bedachtsam eingesetzter Augenkontakt kann auch wichtig sein, ist jedoch nur als offenes Angebot nützlich. Wenn es eher so ist, dass ich als Behandler das für mich brauchen sollte, kann ich das Klopfen als Stabilisierung meiner Befindlichkeit nutzen.

Als ich die Ausbildung in PEP absolvierte, war ich mir jedoch noch nicht sicher, ob die Methode auch bei meinem Klienten aus dem Autismus-Spektrum so wirksam sein würde. Doch je mehr ich es auch bei den Kindern und Jugendlichen mit Asperger-Syndrom einsetzte, umso häufiger sah ich schnelle Erfolge und Problemlösungen. Bis dahin hatte ich es noch nicht erlebt, dass problematische Verhaltensweisen sich so schnell auflösen können, wie ich es mit Peter erlebte. An dem folgenden Beispiel lässt sich gut erkennen, wie schnell sich die Ursache von aggressivem Verhalten mit PEP beheben lässt.

Die eigene Stärke erkennen

Die Eltern von **Peter** (5 Jahre) kamen verzweifelt zu mir. Bei ihrem Sohn war eine Autismus-Spektrum-Diagnose gestellt worden, nachdem er wegen Aggressionen gegen andere Kinder schon aus zwei Kindertagesstätten rausgeflogen war. Als ich Peter kennenlernte, stellte er sich, damals 5 Jahre alt, vor mich und meinte, dass er derjenige sei, der immer Ärger mache. Er guckte mich mit einem stechenden Blick an und begann, mit Farbstiften auf meinem Boden zu malen. Er hatte mich ja vorgewarnt! Er war also ein sehr cooler und kreativer Typ!

Mit der Zeit lernten wir uns kennen, malten, gestalteten und spielten viele »gefährliche« Situationen wie Häuserbrände, Autounfälle und Polizeiwagen im Einsatz. Immer wieder bastelten wir aus Pappe oder leichtem Sperrholz Äxte nach, wie sie Feuerwehrmänner haben, oder auch die Waffen der Polizei. Für ihn war es wichtig, sich in die Stärke dieser Männer und teilweise auch Superhelden hineinzuversetzen. Langsam fasste er Vertrauen zu mir.

In einer Therapiestunde gab er zu, dass er große Angst vorm Zahnarzt hat. Vom Vater wusste ich, dass das Kind fünf Kronen brauchte, es beim letzten Zahnarztbesuch jedoch zu einem heftigen Zwischenfall gekommen war. Der Junge hatte dem Zahnarzt vor lauter Angst mit voller Kraft in die Hand gebissen. Die Behandlung musste abgebrochen werden.

Nun hatte der Vater große Sorgen, dass sich das Verhalten des Sohnes beim 2. Versuch wiederholen würde, und bat mich um Hilfe.

Als ich mit Peter alleine in meinem Therapieraum war, fragte ich ihn, wie er sich beim Zahnarzt gefühlt hatte. Da er sich da gar nicht wohlgefühlt hatte, fragte ich zusätzlich, ob er die Angst beim Zahnarzt loswerden wolle. Das bejahte er. Zuerst erklärte ich ihm jedoch, was in seinem Kopf beim Zahnarzt vorgegangen war:

»Wir haben in unserem Gehirn unterschiedliche Bereich, die für unterschiedliche Steuerungen zuständig sind. Im Bereich hinter der Stirn liegt der Teil des Gehirns, der für das Denken zuständig ist. Im hinteren Bereich liegt das Gefühlsgehirn. Und dann gibt es noch das Stammhirn, dass für die Regelung von allem zuständig ist, was ganz ohne unser Denken auskommt – wie das Atmen oder unsere Verdauung. Wenn wir vor etwas Angst haben, ist das Gefühlsgehirn aktiv und benötigt alle Energie. Klares Denken geht dann gar nicht oder zumindest nicht gut. Dann übernimmt das Stammhirn, und es kann passieren, dass man zubeißt. Da dann aber die Zähne immer noch kaputt sind, ist das leider keine Lösung. Um nun das Gefühlsgehirn davon zu überzeugen, dass es einen anderen Weg gibt, kann man das Klopfen anwenden.«

Dann fragte ich ihn, wie hoch die Angst auf einer Skala von 1 bis 10 ist. Bei ihm war sie bei mehr als 10. Ich erzählte ihm von PEP und dass man damit sehr gut Ängste loswerden kann.

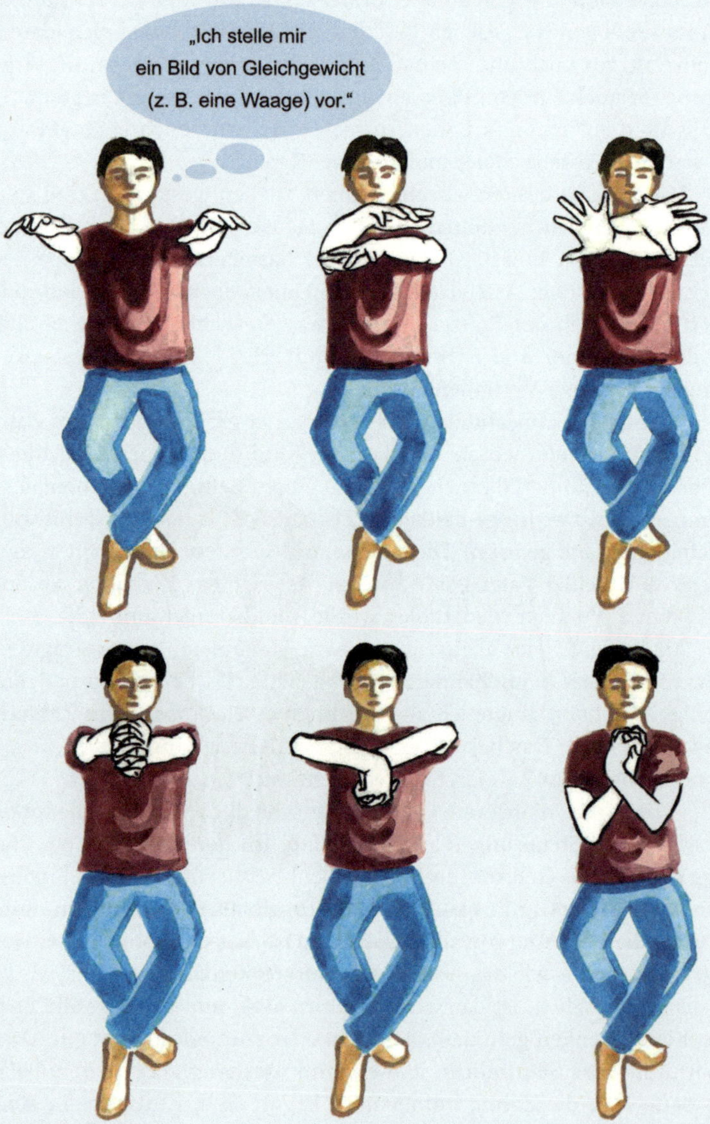
„Ich stelle mir
ein Bild von Gleichgewicht
(z. B. eine Waage) vor."

Abb. 5: Überkreuzübung

Dann erklärte ich weiter: »Um das Gehirn auf das Klopfen vorzubereiten, machen wir folgende Übung gemeinsam: Wir überkreuzen die Füße, die Hände werden übereinandergelegt und nach innen gezogen. Beim Einatmen legt man die Zunge an den Gaumen, beim Ausatmen lässt man locker. Bei den Atemübungen stellen wir uns ein Bild von Gleichgewicht vor – entweder eine Waage, den Horizont oder einfach die Fensterbank in meinem Zimmer« (s. dazu Abb. 5).

Nach der Überkreuzübung »entknoteten« wir wieder unsere Füße und Hände und atmeten einmal durch. Peter folgte meinen Anweisungen erstaunlich genau, hörte sich die nächsten Anweisungen jedoch mit einem leicht skeptischen Blick an:

»Nun beklopfen wir 16 Akupunkturpunkte. Ich mache es dir vor, und du kannst es mir einfach nachmachen. Es werden 6 Punkte an der Hand, 5 im Gesicht, und 3 am Brustkorb beklopft (s. Abb. 6). Am Ende kommt dann die Abschlussentspannung. Dabei zählen wir von 5 rückwärts, summen ein paar Töne, und du folgst mit deinen Augen meinen Fingerbewegungen von links nach rechts.«

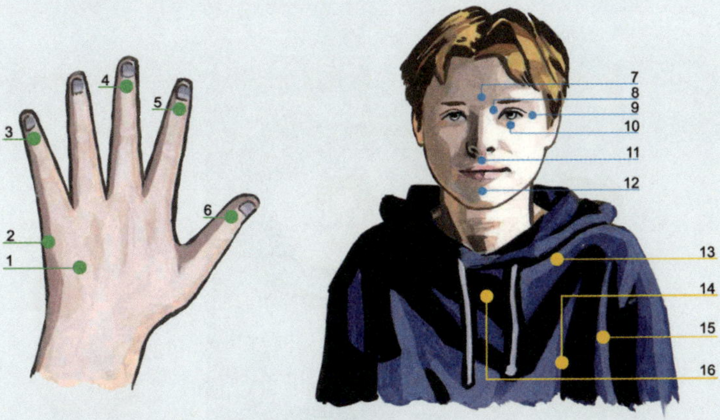

1 Handrücken **2** Handkante **3** kleiner Finger **4** Mittelfinger **5** Zeigefinger **6** Daumen

7 Stirn **8** Augenbraue innen **9** Schläfe **10** unter dem Auge **11** unter der Nase **12** unter der Lippe/am Kinn **13** unter dem Schlüsselbein **14** auf dem Rippenbogen **15** unter dem Arm seitlich **16** mittig auf dem Brustbein

Abb. 6: Klopfpunkte

Dann führte er die Klopfübung konzentriert mit mir aus. Nach dem Klopfen schlug ich ihm einen Selbstbestätigungssatz vor:

»Auch wenn ich noch ein bisschen Angst habe, bin ich ein toller Kerl!«

Der gefiel ihm auf Anhieb.

Noch besser fand er die Steigerung:

»Auch wenn ich vielleicht gar keine Angst mehr haben werde, bin ich ein toller Kerl!«

»Wunderbar, der Satz scheint dir sehr gut zu gefallen? Damit du beim Zahnarzt das nächste Mal ganz sicher sein kannst, schlage ich dir noch folgenden Satz vor:

›Ab jetzt bleibe ich beim Zahnarzt ganz ruhig, weil ich weiß, dass ich ein toller Kerl bin!‹«

Zusätzlich erklärte ich ihm: »Diesen Satz kannst du einfach aussprechen, und du bekommst ganz viel Kraft. Sicher hast du eine Idee, was du dazu malen oder gestalten kannst?«

Er überlegte kurz und begann, auf ein Stück Pappe ein Schwert zu malen, dem er die Form eines starken Jungen gab. Nur beim Ausschneiden mit dem Cutter benötigte er noch ein wenig Hilfe. Dann malte er sehr konzentriert seinen »starken Kerl« an (s. Abb. 7). Damit ging er sehr zufrieden und entspannt nach Hause.

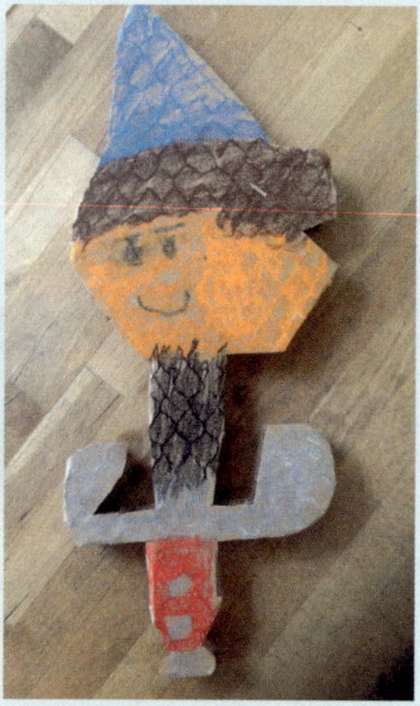

Abb. 7: Starker Kerl

Bereits in der nächsten Stunde berichtete der Vater voller Stolz von dem Zahnarztbesuch, den sein Sohn sehr gut gemeistert hatte. Er hat jetzt fünf Kronen, und der Zahnarzt hat seine Hand behalten!

Auch bei dem folgenden Beispiel wird deutlich, wie Kinder sich mit PEP selbst helfen können, mit Stress und Anspannungen besser umzugehen:

Anspannung lockern

Die Mutter von **Jonathan** (10 Jahre) machte mir vor Jahren ein herrliches Kompliment: »Sie malen ein bisschen mit ihm und springen Trampolin, aber es geht ihm (ihrem Sohn) deutlich besser!«

Ein bisschen irritierte mich damals das Wort »aber«! Ich nahm es dennoch als Anerkennung für die Fortschritte, die sie bei ihrem Sohn empfand.

Oft war die Bewegung auf dem großen Trampolin, das uns in einer kleinen Sporthalle zu Verfügung stand, für ihn ganz wichtig. Ich bestaunte dort seine Kreativität, sich immer wieder anders zu bewegen oder neue Sprünge zu wagen. Gemeinsam feierten wir es, wenn ihm neue Herausforderungen – wie zum Beispiel, von einer höheren Matte auf das Trampolin zu springen – gelungen waren. Besonders beeindruckend war sein Springen vor dem Hintergrund, dass er eher zu den unsportlichen Kindern gezählt wurde und am Sportunterricht nur ungern teilnahm.

Auch Malen oder Zeichnen war, wie er sagte, »nicht so sein Ding«. Es machte ihm zwar Spaß, mit Farben zu experimentieren und abstrakte Bilder zu malen. Aber sobald ich ein konkretes Zeichenangebot machte, traute er es sich nicht zu. Manchmal malten oder zeichneten wir auch gemeinsam. Besonders gefielen ihm Bilder, die wir gemeinsam, nacheinander zeichnend, entwickelten. So fing ich mit einer kleinen Linie an, manchmal zeichnete er als Erstes einen kleinen Gegenstand. Der jeweils andere ergänzte das Bild um eine weitere Farbe oder Form. Wir kommunizierten mit unseren unterschiedlichen Farb- und Formensprachen auf dem Blatt und erlebten so eine besondere Form der Verbindung. Im Vordergrund standen nicht die einzelnen Elemente oder das fertige Bild, sondern wichtig war vor allem, dass wir eine andere Form der Kommunikation erlebten.

Wir näherten uns dem Anderen an oder suchten bewusst Abstand. Wir griffen die Formsprache des Anderen auf oder nutzten bewusst eine völlig andere. Nur durch unsere unterschiedlichen Zeichenstile konnte dieses Werk entstehen, das uns beiden zeigte, dass unsere beiden unterschiedlichen Stile wichtig waren, damit genau dieses Bild dabei herauskam.

Mit diesen völlig unterschiedlichen Methoden – Malen und Trampolinspringen – konnte er auf spielerisch leichte Art erleben, dass er so, wie er ist, angenommen und wertgeschätzt wird.

Dieses Grundgefühl zu entwickeln war eine gute »Vorarbeit«, um später seine heftigen Aggressionen, die er an sich selbst ausließ, auflösen zu können.

Mit zunehmendem Alter sprachen wir mehr über seine Erfahrungen in der Schule. Oft berichtete er völlig genervt und frustriert, was ihm in der Schule passiert war oder was die Lehrer von ihm verlangt hatten. Auch verstand er die anderen Kinder meistens nicht. Für ihn waren sie laut und wuselten in der Pause planlos und wild durcheinander.

Von seiner Mutter wusste ich: Wenn er durch die vielen lauten, chaotischen Eindrücke völlig überlastet war, knallte er seinen Kopf mit voller Wucht auf den Tisch. Darüber redete er nicht gerne. Er wusste oft gar nicht, warum er das gemacht hatte und was ihn so »wild« gemacht hatte, dass er es nur wegbekommen konnte, indem er den Kopf auf den Tisch knallte. Also war es wichtig, ihm »Handwerkszeug« zur Verfügung zu stellen, wie er mit unangenehmen Gefühlen umgehen kann, ohne sich selbst wehzutun.

Daher erklärte ich ihm PEP und das Klopfen auf bestimmte Punkte an der Hand, im Gesicht und am Oberkörper. Der Punkt auf der Stirn gefiel ihm besonders gut. Aber er wusste auch schon ganz genau, dass er diesen Punkt in der Schule nicht so deutlich beklopfen darf. »Die Lehrer könnten das falsch verstehen«, meinte er selbst.

Und das Klopfen half ihm. Er klopfte zu Hause, wenn er nach der Schule völlig erschöpft und gestresst vom Schulalltag war. In der Schule wendete er PEP in abgewandelter Form an. Da klopfte er nur unter dem Tisch oder verschwand dafür auf die Toilette. Das Schlagen des Kopfes auf den Tisch verschwand nicht sofort, doch kam es immer seltener zu diesen heftigen Selbstverletzungen. Nach und nach konnte er seine eigenen Versuche, die Spannungen durch autoaggressive Handlungen zu reduzieren, durch das Klopfen nach PEP ersetzen. Sein Gefühl von Selbstwirksamkeit wurde dadurch gestärkt, und er konnte sich auf die Lerninhalte so gut konzentrieren, dass er einen guten Schulabschluss schaffte.

Immer, wenn meine jungen Klienten keine Lust zum Zeichnen oder gar Malen haben, sie aber konkret ein Problem benennen, unter dem sie leiden, versuche ich zunächst, ihre visuellen Fähigkeiten zu nutzen. Ich frage dann nach, ob sie dem belastenden Gefühl, eine Farbe und/oder eine abstrakte Form bzw. Objekte zuordnen können. Wenn sie es dann als spannend empfinden, sich auf dieses Zuordnen von Gefühlsqualitäten zu Farben und Formen einzulassen, ist der Schritt nicht mehr so groß, diese auch in einem Bild zum Ausdruck zu bringen.

Mit »UGO« zeige ich Möglichkeiten auf, wie sich ein Jugendlicher mit der Umsetzung von Gefühlsqualitäten an unangenehme

Gefühle »herantastet«, diese sozusagen erst einmal kennen und akzeptieren lernt.

UGO – das unbekannte Gefühlsobjekt

Auch bei **Noah** (14 Jahre) lag der Fokus der Therapie zunächst darauf, eine tragfähige Beziehung aufzubauen. Gleich zu Anfang machte er mir klar, dass Malen und Zeichnen nicht sein Ding seien. Von Schach war er begeistert. Da ich seinem Schach-Niveau nicht gewachsen war, spielten wir ein anderes Strategiespiel. Einige Stunden lösten wir knifflige Aufgaben und erlebten uns so gegenseitig als kreativ, einfallsreich und hochkonzentriert in einer Atmosphäre, die durch das knifflige Spiel von Leichtigkeit und Humor geprägt war.

Er ist ein sehr schlauer und kritischer Jugendlicher, der jedoch mit seiner Art, sich Lernstoff anzueignen bzw. auch Gelerntes wiederzugeben, nicht der gängigen Norm entspricht. So war es für ihn nicht verständlich, warum man in Mathematik einen Rechenweg aufschreiben sollte. Er hielt es für eine Verschwendung von Zeit und Papier, da er doch die Lösung (und zwar die richtige) hören und sehen würde.

Von dem autistischen Buchautor Daniel Tammet (*Die Elf ist freundlich, die fünf ist laut*, Tammet 2008) wusste ich, dass es Menschen gibt, bei denen der Anblick von Zahlen Muster und ggf. auch Geräusche generieren kann. Mich beeindruckte die Beschreibung solcher Fähigkeiten sehr, und nun saß ein Jugendlicher vor mir, der ebendiese Fähigkeiten besaß.

Noah fühlte sich von Beginn seiner Schulzeit an mit dieser besonderen Rechenweise unverstanden. Der fehlende Rechenweg in Mathematik und die fehlende Motivation, Dinge zu bearbeiten, die er längst wusste, waren ausschlaggebend für mangelhafte Noten. Mit 15 war er letztendlich mit seiner Art insofern gescheitert, als er die Klasse wiederholen musste.

Jetzt, im Alter von 16 Jahren, litt er deutlich darunter, dass er sich in der Schule nicht traute, aktiv am Unterricht teilzunehmen, und so immer wieder schlechte Noten für seine mündliche Beteiligung bekam. Seine Pläne, wie er sich selbst beruhigen konnte, um sich dann eventuell doch melden zu können, hatten bislang nichts an der Situation verändert. Er war sehr unzufrieden mit sich selbst. Diese Unzufriedenheit bekam auch ich ab. Meine Frage, ob er sich einen Vorwurf mache, ignorierte er mit genervtem Augenrollen. Das Klopfen und Kurbeln hatte er schon kennengelernt, lehnte es jetzt aber ab.

Daher versuchte ich, ihn dazu anzuregen, dass er dieses Gefühl der inneren Anspannung, wenn er sich im Unterricht melden will, in ein Bild übersetzt, wobei ich ihm verschiedene Sinneswahrnehmungen anbot.

Ich fragte ihn: »Wenn das Gefühl eine Farbe hätte, welche Farbe passt am ehesten dazu?« Für ihn war es: »Blau, ein dunkles Blau.« Meine nächste Frage lautete: »Wenn das Gefühl eine Materialeigenschaft wie flüssig, gasförmig, fest oder weich annehmen könnte, was passt dazu?« Seine Antwort kam prompt: »Fest, so wie Metall.«

Ich tastete mich weiter fragend voran. »Wenn das Gefühl eine Temperatur hätte, wäre es warm oder eher kalt? Er musste auch bei der Antwort nicht überlegen, es war für ihn »kalt«.

Abschließend fragte ich ihn: »Wenn das Gefühl eine Form haben könnte, wäre es eher rund oder eher eckig?«

Seine Antwort kam sehr präzise: »Es ist ein Oval mit scharfen Kanten.«

Obwohl ich wusste, dass er nicht gerne zeichnet, wagte ich einen Vorstoß und bat ihn, das Oval zu zeichnen. Da ich ihm nur ein kleines Blatt anbot und einen einfachen blauen Buntstift, konnte er seine Zeichenhemmung überwinden und ein einfaches blaues Oval zeichnen.

Das Bild inspirierte mich zur nächsten Frage: »Bewegt sich dieses Oval?«

»Wenn ich versuche, es rauszuholen, zieht es sich sofort wieder zurück und wird größer.« Mir kam zu seiner Beschreibung die Assoziation eines UFOs (unbekanntes Flugobjekt).

Er grinste verschmitzt: »Nein, das ist eher ein UGO, ein unbekanntes Gefühlsobjekt.« Darüber konnten wir zumindest schon mal wieder lachen.

»Will es etwas sagen?«, fragte ich als Nächstes.

»Nein, es schweigt!«

Ich fasste zusammen: »Also ein schweigendes, unbekanntes Gefühlsobjekt!«

Dieses »Objekt« machte ihm jedoch sichtlich Unbehagen. Ich bot ihm erneut das Klopfen an.

Ich wusste, dass er von der Technik im Gegensatz zu mir noch nicht überzeugt war. Diesmal ließ er sich auf das Klopfen unter der Bedingung ein, dass wir die Balance-Übung weglassen.

Da ich ihn kenne und weiß, wie wichtig Selbstbestimmung für ihn ist, begannen wir gleich mit dem Klopfen. Nach zwei Durchgängen hatte sich jedoch nichts an dem Unbehagen zu diesem »Objekt« geändert.

Nach dem Selbstbestätigungssatz »*Auch wenn da ein UGO ist, behalte ich die Kontrolle und gehe meinen ganz eigenen Weg!*« löste sich seine körperliche Anspannung. Um ihn für sein Vorhaben zu stärken, suchten wir noch nach einem passenden Powersatz: »*Ich melde mich entspannt einmal pro Schulstunde!*«, fiel ihm da sofort ein.

Ich fragte nach, ob er sich jetzt die Situation, wie er sich entspannt einmal pro Stunde meldet, vorstellen kann. Ich hatte ein wenig Zweifel, aber für ihn hörte sich der Satz passend an, und er sah sich nun aktiv am Unterricht teilnehmen. Er verabschiedete sich in ausgeglichener Stimmung.

In der nächsten Therapiestunde war seine Situation jedoch noch die gleiche. Er hatte sich nicht so wie gewünscht melden können. Also forschten wir weiter. Ich fragte ihn: »Welchen Vorteil hat das ›Nicht-melden-Können‹ eventuell?«

Seine Antwort kam schnell: »Das schweigenden UGO schützt mich vor dem Stress mit Menschen!« Auf der einen Seite fand ich es logisch, dass er sich vor Menschen schützen wollte, auf der anderen Seite handelte er sich mit seinem Verhalten ja erst recht eine Extraportion Stress ein.

Daher fragte ich ihn: »Wie alt fühlst du dich, wenn du dich meldest?«

»So ungefähr 5/6 oder 7!«, antwortete er.

Jetzt bot ich ihm einen Selbstakzeptanzsatz an: »*Auch wenn ich mich beim Melden im Unterricht wie ein Grundschüler fühle, bin ich so, wie ich bin, okay und bleibe jetzt in Sicherheit.*«

Dabei leitete ich ihn an, mit seinem rechten Zeige- und Mittelfinger den Selbstbestätigungspunkt zu kurbeln (s. Abb. 8).

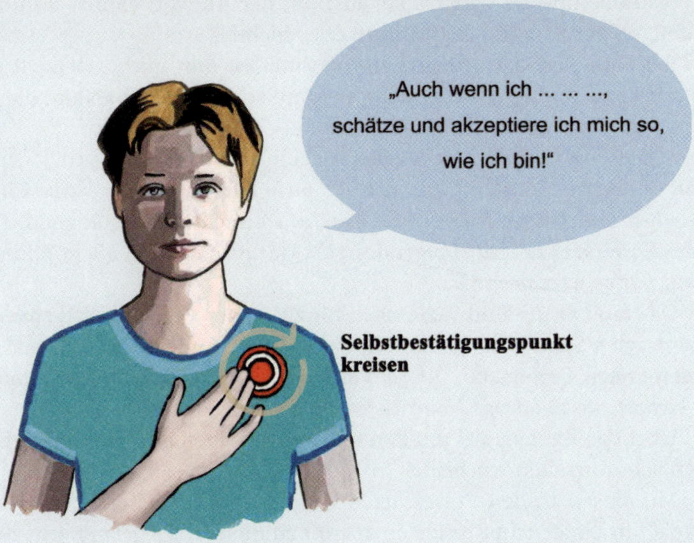
„Auch wenn ich ... ...,
schätze und akzeptiere ich mich so,
wie ich bin!"
Selbstbestätigungspunkt
kreisen

Abb. 8: Selbstbestätigungsübung

Mit seiner Schilderung, wie er sich schon früh nicht verstanden gefühlt hat, kam auch seine Traurigkeit darüber deutlich hervor. Wir suchten nach einem neuen Powersatz:

»*Ab jetzt bleibe ich konsequent in jeder Situation der kompetente 16-jährige Naturwissenschaftler und Aktienkenner!*« Denn er hatte wenige Tage zuvor bei einem Bankenspiel den 2. Platz belegt und war darauf sichtbar stolz.

Bevor er sich jedoch auch wieder in der Schule aktiv beteiligen konnte, war es für ihn wichtig, seine Kindheitserinnerungen »aufzuräumen«. Tagelang räumte er in seinem Zimmer und gestaltete es neu. Danach begann er – zunächst in seinen Lieblingsfächern –, sich wieder aktiv am Unterricht zu beteiligen. Da ihm das selbst noch nicht genug war, forschten wir weiter, was ihn noch blockierte.

In einer weiteren Stunde erklärte ich ihm, wie wir mit dem »Kognitions-Kongruenz-Test« (KKT) diese Blockaden aufdecken können: »Es scheint ja so, dass dich noch immer etwas hindert, dich frei und entspannt melden zu können?«

Das bejahte er mit einem traurigen »Allerdings! Ich rutsche immer wieder in diese Gefühle, die ich in der Grundschule hatte«.

Ich zeigte ihm den KKT und erklärte weiter: »Du bist nicht alleine mit solchen Blockaden. Dieser Test ist entwickelt worden, da viele Menschen ähnliche Probleme haben wie du. Ich mache dir jetzt Vorschläge für Testsätze und du sprichst sie aus. Mit der Antwort kannst du überprüfen, ob der Satz für dich stimmt oder nicht!«

Bei dem Testsatz »*Jüngere Anteile erlauben mir, mich entspannt am Unterricht zu beteiligen!*« schüttelte er skeptisch den Kopf: »Nein, die erlauben mir das nicht! Ganz und gar nicht!«

»Okay, da kurbeln wir wieder mit einem Affirmationssatz: ›*Auch wenn es jüngere Anteile in mir gibt, die mein Ziel sabotieren, bleibe ich in Sicherheit und bin so, wie ich bin, okay!*‹« Da nickte er bestätigend. Für einen Powersatz fiel mir Folgendes ein: »*Meine kleinen 6- bis 10-Jährigen in mir dürfen jetzt spielen!*«

Das fand er gut und fügte noch hinzu: » Sie dürfen überall spielen, Hauptsache, Schule ist weit genug weg!« Ich erinnerte ihn noch mal an seinen ersten Powersatz: »*Ab jetzt bleibe ich konsequent in jeder Situation der kompetente 16-jährige Naturwissenschaftler und Aktienkenner!*«

Über das Zahlenspiel mit den 6- bis 10-Jährigen und ihm als 16-Jährigen schmunzelten wir beide!

Mit diesen beiden Powersätzen konnte er sein Ziel erreichen, sich einmal pro Unterrichtsstunde entspannt zu melden. Es gelang ihm zwar nicht sofort in allen Fächern, aber er fühlte sich zunehmend gelöst von seinen Blockaden.

Zusammenfassung: Kunsttherapeutische Interventionen und PEP

- eine tragfähige Beziehung aufbauen über individuelle Kreativität jeder Art: Kritzeln, Malen, Werken mit Pappe, Ton, Stein, Spielen, Fotografieren, Filme etc.
- Wichtig ist grundsätzlich, dass der junge Klient mit seinen Stärken und Fähigkeiten in Kontakt kommt, die »einfach Spaß« machen.
- Negativ belastende Emotionen können in Farben und Formen verwandelt werden.
- Je nach Anliegen ist ein Wechseln zwischen kunsttherapeutischen Interventionen und PEP notwendig, um auf autismusbedingte Wahrnehmungen einzugehen.
- PEP eignet sich zur Bearbeitung emotional belastender Emotionen und Glaubenssätze.
- Visualisieren der Powersätze in Bildern: Einfache, positive Bilder können bei belastenden Emotionen zusätzlich als »Anker«/Erinnerungsbild erstellt werden.
- Würdigung des Geleisteten: durch Bilder, Urkunden, Medaillen, Pokale etc.

4 Anders ist eine Variation von richtig

Fähigkeiten erkennen und wertschätzen

Schon meine jungen Klienten spüren, dass sie irgendwie »anders« sind als die anderen. Die meisten autistischen Kinder spielen am liebsten alleine und konzentrieren sich gerne auf bestimmte Gegenstände, Rituale und immer wiederkehrende Bewegungen und Handlungen. Manche autistischen Schüler spezialisieren sich schon früh auf ausgefallene Themen. Die Vorstellung, dass ein Mensch sich in Tiere besser reinversetzen kann als in Menschen, ist uns eigentlich eher fremd, und doch hat gerade diese Fähigkeit Temple Grandin zu einer führenden Tierwissenschaftlerin gemacht.

Menschen mit und ohne Autismus können besser handeln und ihr Leben gestalten, wenn sie sich von Blockaden und hemmenden Glaubenssätzen befreien und ihre ganz eigenen Fähigkeiten zum Ausdruck bringen können. Wie wäre es, wenn wir das »Anderssein« von Menschen mit Autismus nicht mehr als Störung ansähen, sondern als Chance, gemeinsam herauszufinden, was zum Menschsein dazugehört?

Stärken zu erkennen und auszubauen sowie Begrenzungen und Blockaden zu minimieren oder sogar aufzulösen ebnet den Weg zu einer bestmöglichen Ausschöpfung des eigenen Potenzials.

Im folgenden Beispiel beschreibe ich, wie Karl es geschafft hat, sich in der schwierigen Zeit seiner Abschlussprüfungen nicht durch Anforderungen von außen stressen zu lassen und seinen eigenen Weg zu gehen.

Prüfungen meistern

Karl (16 Jahre) kam zu mir mit einem konkreten Wunsch: Er wollte die anstehenden Abschlussprüfungen der 10. Klasse »überleben« und dabei keine Ausraster bekommen. Er wusste bereits, dass es für ihn nicht förderlich war, seine Meinung den Lehrern gegenüber ehrlich und offen zu sagen. Zu oft war er mit seinen Äußerungen angeeckt und hatte sogar Strafen dafür bekommen. Soziale Normen zu lernen und zu verinnerlichen, die gegen seine Moralvorstellungen – wie zum Beispiel, dass man ehrlich sein soll – verstoßen, war ihm bislang nicht möglich gewesen.

Außerdem wollte er mit mir Konflikte, die er mit seiner Familie hat, klären.

Da er so konkrete Wünsche hatte, machte ich ihm das Angebot, PEP kennenzulernen, und erklärte ihm den Ablauf einer PEP-Sitzung.

Er meinte: »Das probiere ich aus. Mal sehen, ob es mir etwas bringt!«

Zunächst fragte ich ihn: »Wie hoch schätzt du dein Stresslevel auf einer Skala von 1 bis 10 ein, wobei 1 ›ganz entspannt‹ und 10 ›echt sehr gestresst‹ bedeutet?«

»Ich denke, es liegt so bei 8!«, war seine Antwort.

Als Selbstbestätigungssatz schlug ich ihm Folgendes vor: »*Auch wenn mich die Prüfungen echt mega stressen, liebe und akzeptiere ich mich so, wie ich bin!*«

Der zweite Teil des Satzes passte ihm nicht: »Das ist ja wohl old-fashion!«, war seine Reaktion.

»Okay, dann suchen wir nach einem besseren Satzteil! Der Satz soll ja bei dir ein gutes Gefühl auslösen. Was hältst du von ›...bin ich so, wie ich bin, okay?‹ Und mir scheint, dass es wichtig ist, dass du sicher bleibst. Also fügen wir noch ›und bleibe in Sicherheit‹ hinzu?«

Beim Wiederholen dieses Satzes »*Auch wenn mich die Prüfungen mega stressen, bin ich so, wie ich bin, okay und bleibe in Sicherheit!*« nickte er zustimmend.

Nun zeigte ich ihm die Überkreuzübung und führte ihn durch den Klopfvorgang aller 16 Punkte.

Nach dem Klopfen und einer Zwischenentspannung war sein Stresslevel auf 6 gesunken. Wir starteten einen zweiten Klopfdurchgang, und sein Level sank auf 4.

Er meinte nun: »Ein bisschen Stress darf schon noch sein, sonst lerne ich ja nichts!«

Darüber musste ich schmunzeln. Er kannte sich also schon ganz gut, dass er ein wenig Stress zum Lernen brauchte.

Ich erklärte ihm weiter: »Damit dein Gehirn deinen Wunsch, sich bei den Prüfungen nicht allzu sehr stressen zu lassen, erfüllen kann, braucht es einen guten ›Power-Satz‹! Fällt dir selbst einer ein?«

Er überlegte kurz und meinte: »Ich werde die Prüfungen erfolgreich schaffen!«

Auch bei der Frage nach einem Bild dazu fiel ihm sofort etwas ein: »Ein Licht am Ende des Tunnels – das Bild gibt mir zusätzlich Kraft für die Prüfungen!«

Seine Wünsche sind in Erfüllung gegangen. Er hat die Prüfungen zum Realschulabschluss geschafft und hatte auch keine Ausraster. Dies war für mich besonders bemerkenswert, da die Kommunikation mit seiner Englischlehrerin durch wiederholte, gravierende Missverständnisse geprägt war. Doch konnte er diese Verständigungsschwierigkeiten nun besser einordnen und musste sich deswegen nicht mehr aufregen.

Auch sein Wunsch, an einer autismusspezifischen Berufsorientierung teilzunehmen, erfüllte sich dank der Unterstützung seiner Mutter. Seine Ziele hatte er also alle erreicht. Die Erwachsenen um ihn herum hatten allerdings noch weitere Ziele wie »lernen, sein Zimmer aufzuräumen, den Hund Gassi zu führen oder die Toilette ordentlich zu hinterlassen«. Da dies aber nicht seine Ziele waren, konnte ich nicht mit ihm daran arbeiten.

Die Fähigkeiten, mit denen die Klienten zu mir kommen sind oft sehr unterschiedlich. Oft stehen ihre Schwierigkeiten und Probleme so im Vordergrund, dass die Fähigkeiten lange Zeit verdeckt sind. So auch bei Jonas:

Ich kann das!

Jonas (13 Jahre) wurde von seiner Mutter bei der Anmeldung zur Therapie als ein »unruhiger Geist« beschrieben. Ständig zapple er irgendwie rum und könne nicht still sitzen. In der Schule gäbe es große Schwierigkeiten, da Jonas auch schon das Schulgelände einfach verlassen hat. Das Lernen mache ihm große Schwierigkeiten, es sei aber auch sehr schwer, ihn zu verstehen, da er große Lautierungsschwierigkeiten habe.

Jonas malte deutlich unter dem Altersdurchschnitt, am liebsten Kritzelbilder. Besonders auffällig war tatsächlich seine motorische Unruhe. Er konnte sich nicht lange auf eine Sache bzw. ein Spiel konzentrieren und wechselte schnell zum nächsten. Beim Spielen mit Eisenbahn und Autos zeigte sich seine Unruhe darin, dass er sehr oft heftige Unfälle nachspielte. Sprachlich konnte er sich dazu aber kaum äußern, konnte nicht erklären, warum diese Unfälle sein müssen bzw. was da gerade passierte.

Zunächst war es mir wichtig, dass Jonas auch Ausdrucksformen jenseits der Sprache nutzen konnte. Seine vielen gespielten Unfälle von Spielzeugautos, das unzählige Ausscheren von Rennwagen aus der Rennstrecke oder Eisenbahnen, die auf Brücken verunglückten, dokumentierten wir in kleinen Filmausschnitten. Immer wieder übernahm ich die Funktion von Polizisten, die gefährliche Verbrecher fangen oder wildgewordene Autofahrer zur Ruhe bringen mussten. Oder ich spielte die Sanitäter, die mit Blaulicht zu den Unfallorten eilen mussten.

Je mehr wir solche Geschichten entwickelten und kleine Filme dazu erstellten, desto ruhiger und konzentrierter wurde sein Spiel.

Im Laufe der Therapie zeigte Jonas mit wachsender Freude, dass er sich auf Dinge, die ihm Spaß machten, sehr gut konzentrieren konnte. Er wurde in Dingen, die ihm Spaß machen, immer besser und genauer. Bei seinen Lieblingsspielen zeigte er volle Konzentration und eine sehr gute Ausdauer. Bei diesen Spielen konnte er dann auch souverän verlieren, da er wusste, dass er in den nächsten Runden auch wieder gewinnen konnte. Sein Selbstwertgefühl war deutlich gestiegen, und es packte ihn der Ehrgeiz, immer besser zu werden.

Da er bei einem Spiel besonders wütend auf sich selbst war, fragte ich ihn, ob er eine Technik kennenlernen wolle, die sogar die Profi-Fußballer anwenden (er war absoluter Fußballfan). Das machte ihn neugierig. Nach der Überkreuzübung zeigte ich ihm das Klopfen. Nach schon einem Durchgang konnte er seine Spiel-Erfolge messbar um ein Drittel erhöhen. Wir beide waren sehr beeindruckt von dieser Leistung. Jonas war sprachlos und beseelt von seinem Erfolg. Zusätzlich war es für ihn eine große Genugtuung, dass ich an seinen Erfolg nicht herankam – auch nicht mit Klopfen! Für mich war es wirklich bemerkenswert, mit welcher Leichtigkeit er sich die Klopfpunkte merken konnte.

In der Schule hatte er sehr große Schwierigkeiten, sich an Dinge zu erinnern, sodass er von der Förderschule »Sprache« auf eine Förderschule »Lernen« gewechselt war. Der extrem positive Effekt bei seinem Spielverhalten ermutigte mich, PEP auch bei seinem Unmut gegenüber schulischen Anforderungen einzusetzen. Bei einer Englischarbeit schaffte er so ausnahmsweise einmalig eine ausreichende Note, doch konnte er diesen Fortschritt nicht halten. Lehrer und Eltern beschlossen, dass Jonas durch die Beschulung im Bereich »geistige Entwicklung« noch besser gefördert werden kann.

Seitdem ist er nicht mehr so gestresst durch die Schule. In der letzten Therapiestunde bastelte er sich voller Hingabe einen Sanitäter-Koffer mit Blutdruckgerät, Spritzen und Medikamenten. Ich fragte ihn, ob er sich an die vielen Unfälle zu Beginn der Therapie erinnern könne. Er lächelte verschmitzt und meinte: »Jetzt haben wir endlich mal die Rollen getauscht!«

5 Das Wüte-Dings

Überforderungen erkennen und beheben

Viele der Kinder und Jugendlichen, die zu mir in die Therapie kommen, verspüren heftige Überlastungsgefühle, die sie mit in die Therapiestunde tragen. Manchmal ist ihr Erregungslevel so hoch, dass sie nicht mehr wissen, wie sie damit umgehen sollen. Dieses immense Stressgefühl beschreiben sie mit einem Computerabsturz oder einem Vulkanausbruch, manchmal ist es einfach ein »Wüte-Dings«.

Einige Male habe ich schon so einen Vulkanausbruch bei mir in der Praxis erlebt. Wenn es nicht so schlimm ist, fliegen »nur« böse Worte, wenn es heftiger kommt, auch Farben, Stifte oder Einrichtungsgegenstände. Manchmal kommen meine Therapiekinder dann so heftig in einen sogenannten *Overload* (Überlastung), dass sie meine Frage nicht beantworten können. Mit heftigen Beschimpfungen oder sogar körperlichen Angriffen auf meine Person versuchen sie dann, das Erlebte zu verarbeiten. Diese Beschimpfungen persönlich zu nehmen ist in keinem Falle hilfreich – ebenso wenig, wie darauf zu verweisen, dass es nicht respektvoll sei, so beschimpft zu werden!

In diesem Überlastungszustand geben die Betroffenen die Schuld an ihren heftigen Gefühlen meistens den anderen (Eltern, Lehrer oder Schulbegleiter, Mitmenschen). Aus ihrer Wahrnehmung »handeln« diese Menschen falsch, verletzend oder sind sogar böse. Dies kann sich bis zu einem lebensbedrohlichen Gefühl steigern. Das Kind erlebt eine derartige Panik, dass es das Gefühl hat, es müsse um sein Leben kämpfen. In der Regel tut es den Kindern anschließend leid, und sie haben zunehmend Angst, nicht mehr akzeptiert zu werden. Sie wollen dieses »Wüte-Dings« auch selbst nicht. Immer wieder höre ich, dass die Kinder das nicht stoppen können, es »kommt so aus mir raus!«.

Immer haben diese Zustände eine Vorgeschichte. Schon das Nichteinhalten einer Regel kann zum Beispiel zu so einem »Wüte-Dings« führen. Denn eine Regel muss eingehalten werden, sonst gibt es Chaos im Kopf des Kindes. Es erlebt in so einem Moment eine große innere Bedrohung, denn seine mühsam aufgebaute Sicherheit geht dadurch verloren, wenn eine Regel einfach mal nicht angewendet wird.

Ein Therapiekind beschrieb mir seine Überlastung und den Umgang damit sehr eindrücklich:

> »Wenn auf dem Stundenplan Mathe steht und es kommt ein Vertretungslehrer, der Deutsch machen will, ist das für mich wie ein Stromausfall. Mein Gehirn stürzt dann ab! Ohne Vorwarnung! Und dann muss ich erst einmal sehen, wie ich es wieder ›hochfahren‹ kann! Das dauert! Unter 10 Minuten geht das nicht! Und wehe, es kommt jemand und will, dass ich schneller mache. Dann habe ich noch mehr Stress, und es dauert noch länger, bzw. ich muss von vorne anfangen mit dem ›Computer-Hochfahren‹!«

Von außen ist dieser Gefühlsausbruch oft schwer nachzuvollziehen. Erklärungen, dass es doch gar nicht so schlimm sei, oder Versuche, den Betroffenen zu trösten, scheitern meistens nicht nur grandios, sondern sie verschlimmern das Ganze sogar noch. Denn das Kind erlebt die Ursache seines Zusammenbruchs als lebensbedrohlich. So ein Kind benötigt geduldige Hilfe, dass nichts Schlimmes passiert, wenn sich Dinge ändern. Sicherlich sind dazu oft sehr viel Geduld und Zeit nötig, um das einem autistischen Kind näherbringen zu können.

Wichtig ist es, dass man dem Kind wegen seines »Ausbruchs« keine Vorwürfe macht. Oft haben Kinder Schuldgefühle, dass ihnen so was passiert ist. Nach solch einer Eskalation, wie ich es zum Beispiel weiter oben mit den Farben an der Hand beschrieben habe, ist es wichtig, mit dem Kind in einer konstruktiven Weise darüber zu reden – in einer Haltung von »So, wie du bist, bist du wertvoll« und »Auch wenn wir beide noch gemeinsam lernen können, wie wir es besser machen können, sind wir beide so, wie wir sind, völlig in Ordnung, bleiben in Sicherheit und gehen dabei unseren ganz eigenen Weg«. Nach den Regeln der »PEP-Kunst« wird so ein Satz an dem Selbstbestätigungspunkt gekurbelt. Nach meiner Erfahrung ist allein schon das Aussprechen eines solchen Satzes enorm entlastend für die Betroffenen und ihre Angehörigen.

Oft versuchen Betroffene in stressigen Situationen, sich durch Stereotypien – oder auch »Stimming« genannt – zu beruhigen. »Stimming« wird abgeleitet aus dem Englischen »self-stimulating behavior« also »sich selbst stimulierendes Verhalten«.

Manche Kinder flattern dann gerne mit ihren Händen, andere wippen ihren Oberkörper hin und her. Andere wiederum machen Geräusche, schnalzen mit der Zunge oder knacken mit ihren Fingern. Wiederholtes Riechen an Gegenständen, das Beklopfen, Drehen und Wackeln von Gegenständen kann auch zur Beruhigung beitragen.

Diese Selbstberuhigung scheint ein wichtiges Mittel zu sein, zu dem viele autistische Kinder instinktiv greifen. Es hilft ihnen, die als Überflutung wahrgenommenen Reize zu reduzieren bzw. sich selber vor einer Reizüberflutung zu schützen.

Interessanterweise haben Wissenschaftler bei Untersuchungen von Babys im Bauch der Mutter herausgefunden, dass schon ab der 15./16. Schwangerschaftswoche die Kinder in erhöhten Stresssituationen der Mutter anfangen, sich am Kopf und im Gesicht zu berühren (Grunwald 2017). Vielleicht ist das Klopfen und Kurbeln, vielleicht auch das Wackeln und Händeflattern, bei Stress-Situationen einfach ein Wissen, das wir jetzt bewusster einsetzen können?

Wenn man als Eltern, Erzieher, Lehrer oder Therapeut von einem solchen *Meltdown* beim betroffenen Kind hört oder ihn selbst miterlebt, sind ein paar Hintergrundinformationen hilfreich. Da solche Zustände auch für die Umwelt schwer auszuhalten sind, bekommen Eltern autistischer Kinder oft gut gemeinte Ratschläge, die aber die Hilflosigkeit aller Beteiligten in der Regel leider nur noch mehr erhöht. Man sollte »doch mal konsequenter sein«, »dem Kind nicht alles durchgehen lassen«, sich »nicht manipulieren lassen«, »strenger sein« und so weiter und so fort.

Meistens wünschen sich alle Beteiligten, dass diese Überlastungszustände sich nicht allzu oft wiederholen. Hilfreich ist es, gemeinsam mit Eltern und Institutionen wie Schule oder Kindertagesstätten zu erforschen, wie sich das Stresslevel auf einem erträglichen Niveau halten lässt. Zunächst ist es wichtig, Situationen, die für den Betroffenen kritisch sind, als solche anzuerkennen und nach Lösungen zu suchen. Im Umfeld kann man zum Beispiel prüfen, wie klare Strukturen im Alltag mit entsprechenden Zeitplänen entwickelt werden können. Klare, eindeutige Absprachen, die eingehalten werden, das Einplanen von mehr Ruhepausen, sowie eindeutiges Verhalten und auch eindeutiges Sprechen (also ohne Ironie) sind ebenfalls hilfreich.

Beim *Overload* (Überlastung, Reizüberflutung) reihen sich Geräusche, Bilder, Gerüche, aber auch Gefühle aneinander und überfluten das autistische Gehirn. So entsteht im Kopf ein schmerzhaftes Chaos aus Eindrücken und Gefühlen. Wenn die äußeren Reize zu viel werden, ungefiltert auf den Betroffenen einströmen und ihn so überlasten, können Overloads auftreten. Jeder Reiz summiert sich im Laufe des Tages auf die vorangegangenen Reize. Alle Sinne – Seh-, Hör-, Tast-, Geruchsinn, Gleichgewicht und Eigenwahrnehmung – können an dieser Aufsummierung von Reizen beteiligt sein. Dabei kann es auch zu Über- und Unterempfindlichkeiten kommen.

Auslöser für einen Overload können sein:

- Reize durch Kleidung: also z. B. das Gefühl, das Stoffe auf der Haut verursachen
- Reize durch Licht: zu grelles Licht, zu grelle Farben, (hochfrequent) flackernde Lampen etc.
- Reize durch Gerüche oder Geschmack: Parfums, Deos etc.
- Reize durch Geräusche: sprechende Menschen, summende Geräte oder Netzteile, Vögel, vorbeifahrende Fahrzeuge, tickende Uhren, Tastaturgeklapper etc.
- Wahrnehmung körpereigener Geräusche: das eigene Atmen, das Rauschen des Bluts, der Herzschlag etc.

Auch Stimmungen anderer Menschen werden als Reiz aufgenommen. Für manche Autisten ist es auch schwierig, mündliche Anweisungen zu verarbeiten. Es ist besser, ihnen Aufgaben schriftlich zu geben. Mit spontanen Änderungen umzugehen ist für alle Betroffenen in der Regel eine extreme Herausforderung. Jeder dieser Reize alleine wäre vielleicht kein Problem.

Aber diese Reize summieren sich im Laufe des Tages.

Wenn dann Rückzug nicht möglich ist, reicht unter Umständen eine Planänderung, ein kleiner zusätzlicher Stressfaktor, und es kommt zu einem *Meltdown* (= Kernschmelze).

Der Meltdown ist die laute Variante vom Overload, keinesfalls zu verwechseln mit einem Wutausbruch oder Anfall, auch wenn das nach außen ähnlich aussehen kann.

Dieser Ausbruch kann sowohl autoaggressiv sein oder sich gegen andere richten. Manche Kinder schlagen ihren Kopf an die Wand oder auf den Tisch, reißen sich die Haare aus, kratzen sich oder bekommen einen Schreikrampf. Andere werfen mit Gegenständen oder verletzen im schlimmsten Fall ihren Spielkameraden.

Im Gegensatz zu normalen Wut- oder Trotzanfällen kann das Kind sein Verhalten in einem Meltdown jedoch nicht steuern. Es kann ihn auch nicht zielgerichtet einsetzen, um seinen Willen durchzusetzen.

Dieser Zustand ist also kein Zeichen von überschäumender Wut, sondern von purer Verzweiflung.

Meistens kommt es zu *Melt- und Shutdown*, aber erst im sicheren Zuhause, weil niemand gerne so in der Öffentlichkeit wahrgenommen werden möchte, solange es irgendwie vermeidbar ist.

Wenn keinerlei Rückzug möglich ist, kann dies auch zu einem *völligen Shutdown* (= Abschaltung) führen. Der Betroffene ist dann eine Zeit lang nicht mehr ansprechbar.

Solche energiezehrenden Zustände von Überlastung erleben nicht nur Kinder und Jugendliche, auch erwachsene Autisten sind davon betroffen.

Die Betroffenen können lernen, auch selbst etwas für sich zu tun, sind aber in der Regel auch auf die Unterstützung durch ihre Eltern und Lehrer, ggf. auch Schulbegleiter angewiesen. Wenn sie es trotz aller Erregung schaffen, noch selbst kreativ zu werden, ist das ein wunderbarer Anfang, um darüber ins Gespräch zu kommen. Ansonsten ist es am hilfreichsten, in solchen Momenten etwas anzubieten, das dem Betroffenen wieder mehr Klarheit verschaffen kann.

Hier ist es unbedingt wichtig, eine gute Beziehung aufgebaut zu haben. Denn nur dann kann man mit dem Kind auch an seiner Sichtweise arbeiten. Meist reichen Worte alleine nicht aus, um den belastenden Gefühlen den passenden Ausdruck zu geben. Im Folgenden berichte ich von Kindern, die ihre Gefühle zunächst mit kreativen Mitteln zum Ausdruck gebracht haben, um dann besser mit ihnen umgehen zu können.

Klarheit schaffen

Die Eltern von **Noah** (12 Jahre) hatten ihren Sohn bei mir angemeldet, da es in der Schule große Probleme gab. Wegen seines abweisenden Verhaltens und schroffer, aber ehrlicher Äußerungen hatte er bereits einmal die Schule wechseln müssen. Noah konnte sich jedoch in kreative Gestaltungen sehr vertiefen. Zu einer Therapiestunde kam er sichtlich angenervt von eigentlich allem: Er war genervt von der Schule, seinen Eltern und dass er zur Therapie kommen musste. Da er schon sehr viele Schwierigkeiten in der Schule erlebt hatte, war ich davon ausgegangen, dass er sich wieder hauptsächlich wegen der Schule aufregte. Meine Gesprächsangebote langweilten ihn aber so deutlich, dass ich damit aufhörte und abwartete, was er zum Ausdruck bringen wollte.

In seiner Anspannung vermischt mit Aufregung und Unruhe griff er zu einem Klebeband und fing an, den Tisch damit zu bekleben. Da es sich um einfaches Malerkrepp handelte, das man leicht wieder entfernen kann, beobachtete ich seine Handlungen mit einer Mischung aus Neugier und Gelassenheit. Als er seine Seite des Tischs so »eingewickelt« hatte, war er auch davon genervt. Er riss es wieder ab, indem er es zu einem Knäuel aufwickelte. Einmal riss das Band, und er wickelte ein neues Knäul auf. So entstanden also zwei Klebestreifenknäuel, ein größeres und ein kleineres (s. Abb. 9).

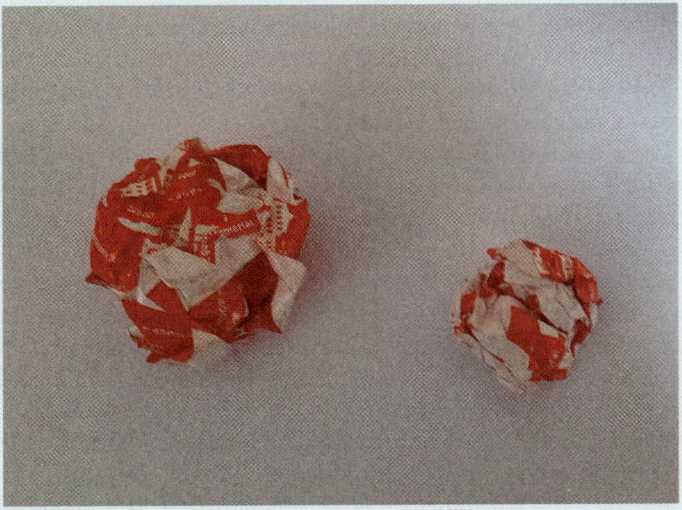

Abb. 9: Klebeknäule

Ich fragte ihn, ob er diesen Formen seinen Frust zuordnen könne. Ich war mir sehr sicher, dass der größere für die Schule stehen würde. Aber dem war nicht so. Für ihn stand der große Ball für den Streit, den er kurz zuvor mit seinen Eltern, bzw. seinem Vater, gehabt hatte.

Nachdem er seinen Unmut in dieser gestalterischen Form zum Ausdruck gebracht hatte, konnte er auch beginnen, darüber zu reden und genauer zu beschreiben, wo sein Problem lag.

Eine Skalierung der Gefühle erweist sich oft als geeigneter Anfang für eine hilfreiche Intervention. Ist das Stresslevel noch nicht so hoch, reicht die Skalierung von 1 bis 10. Meistens schießt sie jedoch in sogenannten Overloads deutlich darüber hinaus, sodass selbst eine 100 als Obergrenze nicht ausreicht. Wenn die Kinder dann den Grad ihres Stresslevels in einer gestalterischen Form zum Ausdruck bringen können, sinkt dieser oft auf ein für sie erträgliches Maß, sodass sie wieder über den stressauslösenden Moment sprechen können.

Ähnlich erging es mir im Kontakt mit einem anderen Therapiekind. Bei diesem Jungen war es jedoch erst einmal wichtig, dass er ein Mittel fand, seinen Gefühlen den passenden Ausdruck zu geben:

Ausdruck stärken

Peter (10 Jahre) kam einmal völlig außer sich bei mir in der Therapiestunde an. Schon durch sein heftiges, mehrmaliges Klingeln wusste ich, dass heute etwas nicht stimmte. Ich kannte ihn schon seit seinem 4. Lebensjahr. Er war ein, wie sich später herausstellte, hochbegabter Junge, der sich schon im Kindergarten am liebsten zurückgezogen hatte und in einem Raum für sich alleine spielte.

Da er von der Klassengröße einer normalen Grundschule überfordert war, wurde er in eine Förderschule mit kleiner Klasse umgeschult. Auch hier gab es täglich Konflikte mit seinen Mitschülern. Deren Verhalten fand er völlig »unlogisch« – das stresste ihn sehr. Wir hatten die Verabredung, dass er durch das Klingeln an meiner Haustür schon anzeigen durfte, wie gestresst er zu mir kommt. Meistens klingelte er zwei- bis dreimal, an diesem Tag klingelte er ununterbrochen. Ich war also vorbereitet und öffnete die Tür. Er rannte wutentbrannt durch den langen Flur in meinen Therapieraum und tigerte wie wild umher, trat gegen einen Karton, nahm Stifte in die Hand, warf sie wieder zurück auf den Tisch und schrie mich an, ich solle meinen Mund halten.

Innerlich nutzte ich meinen Powersatz für solche Fälle: »*Auch wenn mein Gegenüber außer Rand und Band ist, liebe und akzeptiere ich mich so, wie ich bin, und bleibe in meiner Kompetenz!*«

Meine ersten Versuche, nach dem Grund zu fragen, scheiterten dennoch und wurden mit lauten Befehlen kommentiert, ich solle die Klappe halten. Da ich mit Peter schon oft eine Skalierung seines Zustands gemacht hatte, malte ich auf einen kleinen Zettel eine Skala von 1 bis 10. Meine vorsichtig angebrachte Vermutung, dass 10 heute als Obergrenze nicht reiche, beantwortete er mit einem barschen »Das reicht nicht«. Ich legte einen weiteren Zettel an die Skala, um diese nach oben zu öffnen. Sofort kam ein »Das reicht auch nicht!«. Bei einem weiteren Blatt zeigte sich ein kleines Schmunzeln auf seinem Gesicht, kaum merkbar, für mich aber ein eindeutiger Hinweis, dass wir auf dem richtigen Weg waren. Auch ein viertes Blatt brachte seine Wut noch nicht ausreichend zum Ausdruck.

Nun kam ich auf die Idee, dass er den Grad seiner Wut vielleicht mit einem Kassenrollenpapier zeigen könne. Dies konnte er sich vorstellen und begann energiegeladen, die Papierrollen abzuwickeln. »Bis zum Mond soll das reichen!«, platzte es aus ihm heraus. Seine anfängliche Wut verwandelte sich beim Abwickeln einer Rolle nach der anderen. Zunehmend wurde er dabei immer ruhiger, bis er sich zufrieden lächelnd auf den Sitzsack fallen ließ.

Die Verwandlung von dem »Wüterich« in das völlig erschöpfte, aber zufriedene Kind war für mich beeindruckend zu beobachten.

Jetzt konnte er auch den Ursprung seiner Verzweiflung benennen:

Im Unterricht hatte ein neues Thema begonnen, ohne dass es zuvor angekündigt worden war. Und dann ging es dabei auch noch um Rechtschreibung – ein Thema, das er absolut nicht leiden konnte. Spontane Veränderungen kommen in der Schule häufig vor und sind somit immer wieder Thema in den Therapiestunden.

Gemeinsam hatten Peter und ich dafür nach Möglichkeiten gesucht, wie er damit umgehen kann. Er selbst meinte, dass es besser sei, schon beim Ansteigen des Stresslevels aus dem Klassenzimmer zu gehen und nicht abzuwarten, bis er »explodiert«. Mit den Lehrern und der Schulbegleitung war diese Lösung im Vorfeld abgesprochen worden. Dramatischerweise hatte sich aber Peters schon hohes Stresslevel auch auf seine Schulbegleiterin übertragen. Denn auf sein »Ich muss hier raus« konnte sie nur mit einem »Nicht in dem Ton!« antworten, was sein Stressempfinden so in die Höhe schnellen ließ, dass seine Mutter angerufen werden musste, damit sie ihn von der Schule abholt. Dies alles war ihm jetzt in der Therapiestunde sehr peinlich, und er wollte es am liebsten ungeschehen machen.

Hier war es also enorm wichtig, dass er ein für ihn eindeutiges Zeichen seines Stresspegels zum Ausdruck bringen konnte. Das einfache Skalieren reichte in dem Fall nicht mehr aus, sondern wurde erst mit dem Einsatz des ganzen Körpers und dem heftigen Abrollen von Papier deutlich.

Immer beginne ich mit so einer Skalierung auf einem einfachen Blatt. Je nach Alter des Kindes ersetze ich die Zahlen von 1 bis 10 durch Smileys. Ich beginne dann mit einem lachenden grünen Smiley, der sich über orange zu einem wütenden roten verwandelt. Wenn die Kinder mit dieser Skalierung nichts anfangen können oder wollen, biete ich eine andere Variante an. Entscheidend ist, dem Gegenüber etwas anzubieten, womit er sein Gefühl gerne zum Ausdruck bringt. Spaß und Humor ist dabei eine wichtige Komponente – nicht nur bei Kindern.

Manchmal mache ich diese Skalierung dem (meistens dann) kleinen Klienten auch im wahrsten Sinne des Wortes »schmackhaft«. Die Skala reicht dann von einem weißen Gummibärchen (für 1) bis hin zu einem dunkelroten (10). Erstaunlicherweise nutzen die Kinder es selten aus und essen nur das entsprechende Gummibärchen.

Wenn die Kinder die Skalierung vorgenommen haben, ist es wichtig, eine Selbstaffirmation zu finden. Bei PEP wird erst einmal die Gefühlslage benannt, die man verändern möchte, und dann eine positive Selbstbeziehung formuliert.

Ich bot Peter nun folgenden Selbstbestätigungssatz an:
»Auch wenn ich mich über meine Schulbegleitung aufrege, bin ich ein toller Peter und gehe meinen ganz eigenen Weg!« Bereitwillig, vielleicht auch ein wenig mir zuliebe, sprach er den Satz nach. Gemeinsam kurbelten wir dabei den Selbstbestätigungspunkt. Peter erschien mir zunehmend ausgeglichener. Nach der Überkreuzübung und dem Klopfen aller Punkte, war sein Stresslevel, das vorher »bis zum Mond« reichte, wieder ganz auf der Erde angekommen.

Doch nun plagte ihn ein Schuldgefühl, und er machte sich den Vorwurf, dass er in der Schule so ausgerastet war. Ich bot ihm folgenden Selbstbestätigungssatz an:

»Auch wenn ich mir einen Vorwurf mache, bin ich ein toller Junge!« Auch das nachzusprechen war für ihn kein Problem. Nun fragte ich ihn, ob er nicht anders gekonnt oder nicht anders gewollt hatte. Für ihn war die Antwort eindeutig: »Ich konnte nicht anders! Ich bin stinksauer geworden. Wir hatten doch abgesprochenen, dass ich rausgehen soll, wenn es mir zu viel wird. Und mir wurde es in diesem Moment alles zu viel, und dann durfte ich nicht rausgehen, wie es verabredet war. Das war dann das Allerschlimmste.«

Peter konnte seine mit den Lehrern abgesprochene extra verabredete Vorgehensweise nicht umsetzen – das löste in ihm diesen explosiven Vulkanausbruch aus.

Daher schlossen wir die Verzeihübung an (s. dazu Abb. 10).

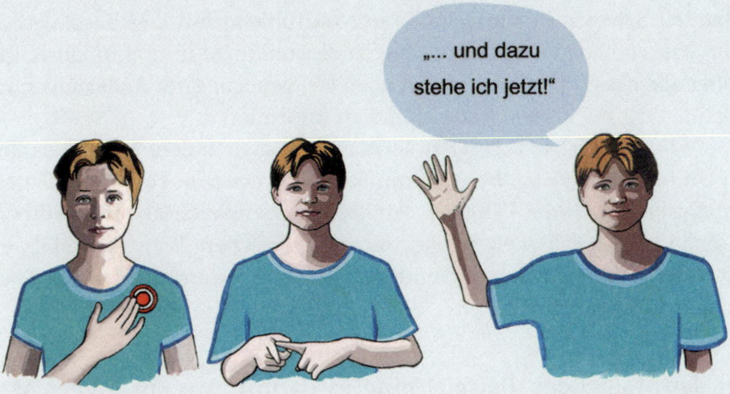

Abb. 10: Verzeihübung

»Jetzt erkenne ich, dass ich überhaupt nicht anders konnte, und dafür verzeihe ich mir jetzt voll und ganz und dazu stehe ich jetzt!«

Damit er sich besser an seine Lösungswege erinnern kann, fanden wir folgenden Erinnerungssatz:

»Ab jetzt gehe ich meinen eigenen Weg, nach meinem Plan!« Dazu gestaltete er eine Schatzkarte (s. Abb. 11).

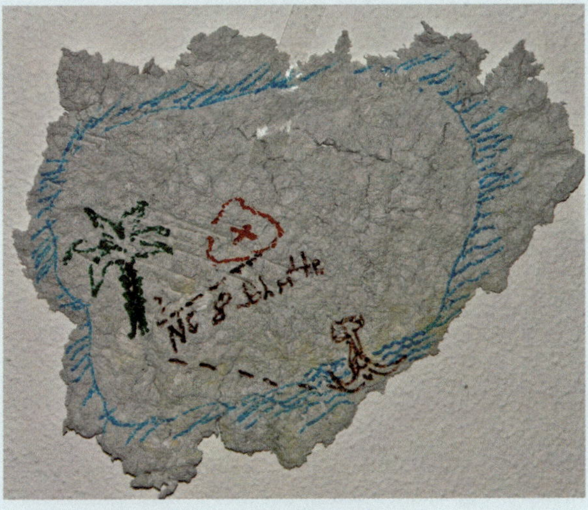

Abb. 11: Schatzkarte mit Wegmarkierung

Der Plan lautete: Wenn sein Stresslevel steigt, kann und darf er sich eine Auszeit nehmen. Auch wenn Lehrer mitfühlend mit den Besonderheiten eines einzelnen Schülers sind, ist es wohl nicht immer möglich, ihn über alle neuen Lerninhalte und noch viel weniger über Änderungen im Schulalltag im Vorfeld ausreichend zu informieren.

Für Peter ist es wichtig zu lernen, dass auch andere Menschen sich nicht immer in seine Wahrnehmung hineinversetzen können. Dazu benötigt er jedoch die Fähigkeit, einen Perspektivwechsel vorzunehmen. Genau diese Fähigkeit ist bei einer autistischen Wahrnehmung erschwert. Mit ausdauernder und geduldiger Achtsamkeit ist sie jedoch sicher verbesserbar.

Bei dem folgenden Beispiel ging es darum, wie ein junger Mann seinen Erregungszustand selbst regulieren kann, um sein Ziel zu erreichen. Da er ein klares Ziel benennen konnte und den Grund kannte, warum er daran zweifelte, diese Ziele erreichen zu können, begannen wir gleich mit der Bearbeitung durch PEP.

Sicherheit spüren bei schwierigen Situationen

Bernd, ein 20-jähriger Autist, beklagte sich bei mir, wie schwierig es doch sei, den Führerschein zu machen. Die Schwierigkeiten, die er beim Besuch des Theorieunterrichts hatte, hatte er selbst lösen können. Doch ihm bereiteten die Fahrstunden große Probleme.

Schon die Vorstellung der körperlichen Nähe zum Fahrlehrer lösten bei ihm enormen Stress sowie Kopf- und Bauchschmerzen aus.

Da er den Führerschein unbedingt machen wollte, ließ er sich auf mein Angebot ein, sein Unbehagen mit PEP zu bearbeiten. Sein Stresslevel lag zwischen 9 und 10, wenn er an den Fahrlehrer dachte.

Zuerst machten wir gemeinsam die Überkreuzübung mit der Visualisierung von Gleichgewicht.

Mir fiel sein unruhiger, im Zimmer umhersuchender Blick auf, und ich fragte ihn deshalb: »Wenn vor Ihrem inneren Auge kein Bild auftaucht, können Sie sich auch eine Waagerechte in meinem Zimmer suchen!«

Diese Hilfestellung war wichtig für ihn. Er deutete auf das Fensterbrett.

Ich ermutigte ihn: »Super, genau, nehmen Sie das Fensterbrett als Symbol für Gleichgewicht.« Schon bei dieser Übung schien er sich ein wenig zu entspannen.

Gemeinsam suchten wir dann einen passenden Selbstbestätigungssatz. Der zweite Teil mit »... *liebe und akzeptiere ich mich so, wie ich bin*« kam für ihn nicht infrage. Etwas besser erschien ihm die Fassung: »... *wäre es gut, wenn ich mich so liebe und akzeptiere, wie ich bin.*«

Da ich aber keine wirklich gute Resonanz beim Aussprechen dieses Satzes bei ihm wahrnehmen konnte, fragte ich ihn: »Fühlt sich dieser Satz richtig stimmig an bei Ihnen?«

Er schüttelte den Kopf.

»Vielleicht passt der besser: ›*Auch wenn mich die Nähe zum Fahrlehrer nervt, bleibe ich in Sicherheit und gehe meinen ganz eigenen Weg*‹?«

Das aufflackernde Leuchten in seinen Augen bestätigte mir, dass dieser Satz gut war.

Also sprach er ihn aus: »*Auch wenn mich der Fahrlehrer nervt, bleibe ich in Sicherheit und gehe meinen ganz eigenen Weg.*« Zusätzlich bekam er von mir den Auftrag, den Selbstbestätigungspunkt zu reiben.

Da dieser Selbstbestätigungspunkt kreisförmig gerieben wird, wird es im PEP auch als »Kurbeln« bezeichnet.

Bei den Klopfpunkten kann es immer wieder vorkommen, dass Menschen mit einer autistischen Wahrnehmung manche Punkte aus den unterschiedlichsten Gründen nicht beklopfen können oder wollen. Bislang habe ich es hingegen noch nicht erlebt, dass der Selbstbestätigungspunkt nicht gerieben werden konnte.

Danach klopften wir die 16 Punkte.

Nach dem Klopfen folgte eine Zwischenentspannung (s. Abb. 12), indem ich ihn anleitete, seine Augen rechts- und linksherum kreisen zu lassen, ein paar Töne zu summen und von 5 rückwärts zu zählen.

Nach dem Klopfen schien er deutlich entspannter. Daher fragte ich ihn: »Ist Ihr Stresswert gestiegen, gleichgeblieben oder gesunken?«

Er antwortete: » Jetzt ist er nur noch bei 4!«

Wir wiederholten den Klopfvorgang. Danach stellt er erstaunt fest: »Jetzt ist er nur noch ein ganz klein bisschen erhöht, zwischen 1 und 2!«

Daher gingen wir jetzt zur Abschlussentspannung über. Ich leitete ihn an, die Augen zu schließen und wieder zu öffnen (diesmal also keine kreisende Bewegung zu machen), vom Boden bis zur Decke zu schauen, dies 10 Sekunden zu halten, die Augen wieder zu schließen, tief Luft zu holen und einfach auszuatmen. Während dieser Abschlussentspannung wird zusätzlich der Handrücken beklopft.

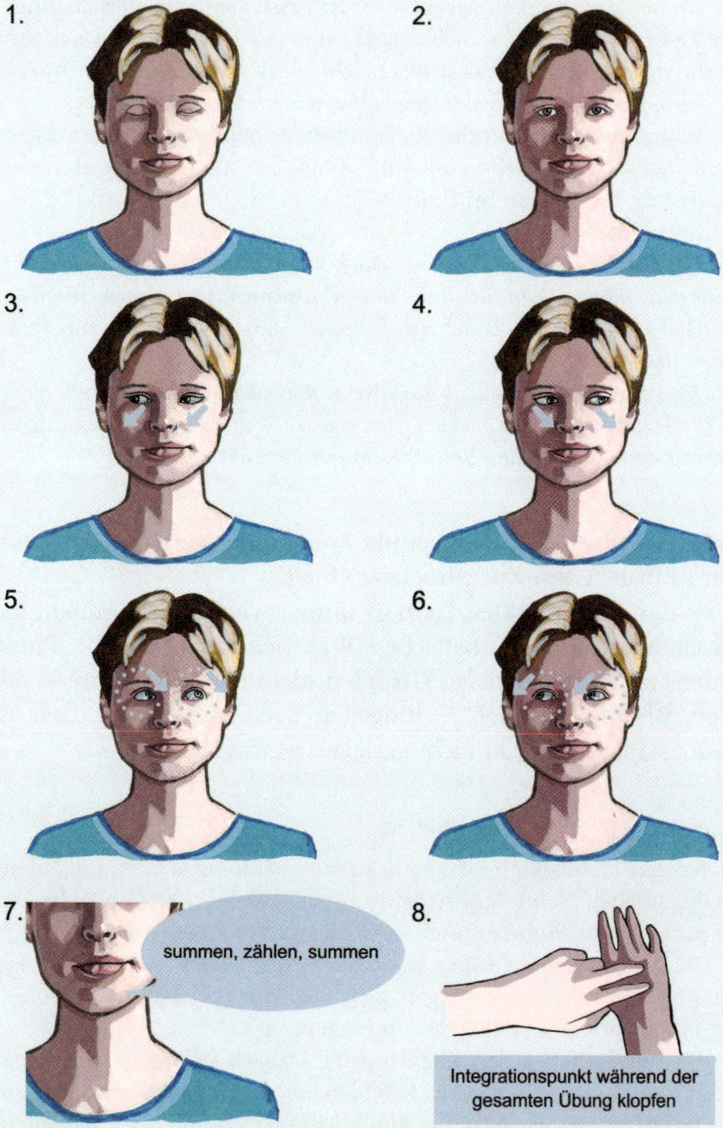

Abb. 12: Zwischenentspannung

Um seinen gewünschten Zustand noch fester zu verankern, sollte er nun ein Bild von der bestandenen Fahrprüfung vor seinem inneren Auge entstehen lassen.
Bernd beschrieb seine Ziel-Imagination mit den Worten: »Ich habe meinen Führerschein in der Hand!« Er strahlte und wirkte ganz entspannt (s. Abb. 13).

Nach 3 Wochen schaffte er die Führerscheinprüfung auf Anhieb.

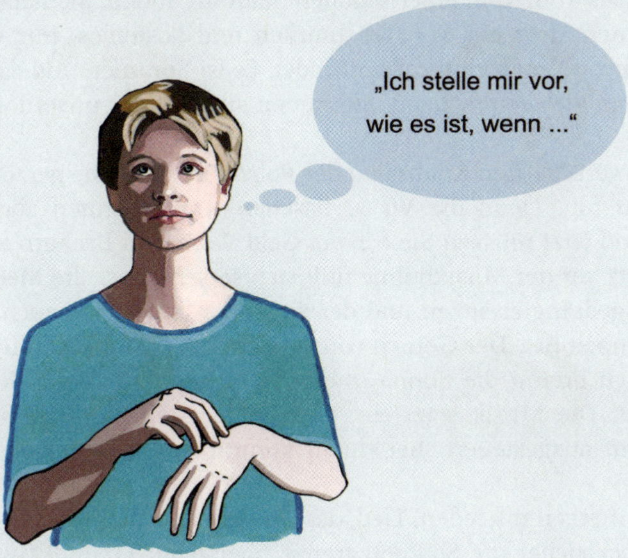

Abb. 13: Zielimagination

6 »Ich bin nichts wert!«

Von Selbstwert-Räubern und Eigensabotage hin zu mehr Selbstwert-Erleben

Stellen sie sich einmal folgende Situation vor: Sie sind, nehmen wir mal an, als Tourist in einer schönen Stadt im Süden. Sie haben mitbekommen, dass ein Konzert draußen und kostenlos, nur wenige Straßen von Ihnen entfernt stattfindet. Es ist Sommer, und das Konzert klingt vielversprechend. Sie freuen sich auf das unverhoffte Erlebnis.

Die verschärften Kontrollen der Polizei nehmen Sie gerade noch gelassen hin. Denn die Wasserflaschen wurden Ihnen abgenommen, und jetzt müssen Sie für viel Geld Wasser in Bechern kaufen. Der Platz vor der Musikbühne füllt sich so sehr, dass die Menschen immer gedrängter sitzen und der eine oder andere Sie auch schon angerempelt hat. Der Geruch von verschwitzten Menschen umweht Sie. Auch brennt die Sonne unerbittlich, und es ist kein Schatten in Sicht. Die Musik setzt ein, doch leider sind die ersten Lieder nicht gut ausgesteuert. Bei Ihnen kommt nur ein breiiger Klang an.

Sie merken mit jedem Lied, dass die Musik lauter wird und langsam, aber sicher die Schmerzgrenze übersteigt. Freundlicherweise wurden schon Ohrstöpsel verteilt, die Sie sich vielleicht nun doch, obwohl Sie das nicht mögen, in die Ohren stopfen. Der Fächer, der zusammen mit den Stöpseln verteilt wurde, kommt nun zum Einsatz, bringt aber auch nur wenig Erleichterung.

Spätestens hier würden die meisten diesen Schauplatz am liebsten sofort wieder verlassen. Oder wie ist es Ihnen bei der Schilderung ergangen?

Für Kinder und Jugendliche aus dem Autismus-Spektrum kann schon ein ganz »normaler« Schulalltag so ein Gefühl von Überlastung aller Sinne auslösen. Es ist laut in den Schulen, die Luft in den Klassenzimmern nicht immer ausreichend mit Sauerstoff versorgt, Kinder rempeln, die Stimme des Lehrers wird genauso gehört wie das Surren der Neonbeleuchtung oder/und das Sirenengeheul des Polizeiautos, das von draußen hereinschallt.

Noch schlimmer ist es für Kinder aus dem Autismus-Spektrum, wenn sie merken, dass die anderen offensichtlich keineswegs so ein Problem mit den vielen Sinneseindrücken haben. Gerade Grundschüler können sich nicht vorstellen, dass es für sie hilfreich wäre, aus der Klasse herauszugehen, um den Stresspegel zu reduzieren. Sie haben oft das Gefühl: Wenn die anderen in der Klasse bleiben, muss ich das doch auch machen. Das fällt doch auf, wenn ich rausgehe.

Und so kommt zu der Sinnesüberlastung dann auch noch ein verwirrendes Gefühl wie Scham hinzu. Das Kind steckt sozusagen in einer Zwickmühle. Geht es aus der Klasse hinaus, meldet sich sein Schamgefühl. Irgendetwas muss ja dann mit ihm nicht in Ordnung sein, dass es die herrschenden Normen und Erwartungen nicht erfüllen kann. Bleibt es jedoch im Klassenzimmer, wird das Knäuel an Sinneswahrnehmungen immer größer.

Kinder aus dem Autismus-Spektrum scheinen einen großen inneren Druck bzw. die Erwartungshaltung zu verspüren, sich genau so verhalten zu wollen, wie die anderen es tun. In den meisten Fällen sind sie ja selbst sehr »regelbewusst«, das heißt, sie legen selbst großen Wert auf die Einhaltung gesetzter Regeln. Und die Regel für den Unterricht lautet nun mal »still sitzen, zuhören und melden, wenn man etwas weiß«.

Kinder aus dem Autismus-Spektrum reagieren ganz unterschiedlich auf die an sie gestellten Anforderungen. Ein Mädchen erzählte mir, dass sie schon in der 1. Klasse beschlossen habe, sie würde in der Schule nichts mehr sagen, damit keiner mehr über sie lachen könne. Dies hat sie bis zu den Abschlussprüfungen durchgehalten. Sie hatte sozusagen ihre ganz eigene Kreativität »eingefroren« und sich nur noch nach den anderen orientiert. Wie viel Verunsicherung über die eigenen Bedürfnisse muss ein Kind empfinden, um so eine »Lösung« anzustreben und durchzuhalten?

In vielen Therapiestunden zeigten mir betroffene Kinder und Jugendliche, wie es in ihnen aussieht. Gefühle von Verwirrung, Ohnmacht und Schwäche, aber auch Demütigung oder Kränkung kommen in ihren Gestaltungen oder ihrem Spiel zum Ausdruck. Wenn sie älter sind und ihre Gefühle in Worte fassen können, heißt es dann: »Ich bin nichts wert« »Ich bin ein Fehler« oder in der Jugendsprache noch vehementer ausgedrückt »Ich bin Ausschuss«.

Solche Aussagen aus einem Kindermund zu hören ist für mich niederschmetternd. Was ist passiert, dass Kinder sich so fühlen? Oder soll man es nun als ein gutes Zeichen wahrnehmen, dass Kinder sich trauen, solche Gefühle zum Ausdruck zu bringen? Dieses Reframing, also den Inhalt in einen neuen Rahmen zu stellen, fällt mir an dieser Stelle persönlich schwer.

Den Blick auf unsere »Fehler«-Kultur zu schärfen ist mir da ein dringendes Anliegen.

Welche Fehler Kinder auch machen: Nichts rechtfertigt, dass sie letztendlich das Gefühl haben, »Ausschuss zu sein«. Kein Mensch wird kreativer, energiereicher oder lösungsfokussierter, wenn ihm seine Fehler als persönliches Versagen angekreidet werden. Und dass Fehler nicht aus Scham verheimlicht werden, ist doch sehr wichtig, damit man aus ihnen lernen kann und Neues sich entwickeln kann. Das alte Sprichwort »Aus Fehlern wird man klug« wird heute in der Regel nicht mehr gelebt. Es herrscht eher eine Atmosphäre von »Zeig bloß keinem, dass du etwas nicht kannst oder sogar falsch gemacht hast!«.

Einige Schüler formulieren das in der Therapie sehr genau: »Bist du verrückt, ich sage doch nicht, dass ich die Aufgabe nicht verstanden habe. Dann werde ich doch nur ausgelacht!« Oder: »Ich verstehe nicht, was daran so lustig ist, wenn ich immer an meinem Platz sitzen will!«

Das Problem für viele autistische Schüler ist allerdings zusätzlich, dass sie ihre »Fehler« nicht verstecken können. Manche haben zwar so viel Energie, dass sie ihre Verunsicherungen und Stressgefühle in der Schule zurückhalten können. Aber sobald sie zu Hause sind, flippen sie regelrecht aus. Dann fliegen Tassen an die Wand, Tapeten werden von Wänden gerissen oder Glastüren zertrümmert – mit großer Verletzungsgefahr.

Oder es geschieht gerade das Gegenteil: Sie sacken völlig in sich zusammen und sind zu nichts mehr in der Lage. Dieses Phänomen wird als »Delayed-after-effect«, gewissermaßen als »Spätfolgen-Effekt«, bezeichnet. Er frisst unheimlich viel Energie. Es ist ein Phänomen, das nicht nur bei autistischen Kindern vorkommt, sondern Autisten allgemein betrifft. Für die Lehrer ist dieser Zustand leider kaum wahrnehmbar, diese Schüler zeigen in der Regel ja nicht das augenscheinlich auffällige autistische Verhalten. Doch fehlt dem betroffenen Schüler dann meistens die Energie für die geforderten intellektuellen Leistungen. Schlechte Noten werden dann als fehlende Motivation oder eben »Der will doch nur nicht« interpretiert. Eltern oder Therapeuten, die die Kinder ja nach der Schule erleben, bekommen diesen Effekt jedoch sehr deutlich zu spüren.

Um diesen »Delayed-after-effect« zu minimieren, kann man Konzepte entwickeln, die sich auf die Entfaltung individueller Potenziale der Schüler fokussieren und nicht die Belastung der Schüler maximieren. Wünschenswert wäre, dass alle Schüler davon profitieren können. Schüler mit Autismus hätten dann auch keine Sonderrolle, sondern wären mit ihren Potenzialen ein Teil der Gemeinschaft.

Gerald Hüther schreibt in der Einleitung zu seiner *Akademie der Potenzialentfaltung*: »Potenziale zu entfalten, heißt nichts weniger, als gemeinsam über sich hinauswachsen. Das heißt, wir sind nur innerhalb einer Gemeinschaft in der Lage, die in uns angelegten Potenziale zu entfalten. In einer Gemeinschaft, der wir uns zugehörig, geborgen und sicher fühlen« (Hüther 2020).

Ich bin überzeugt, dass wir eine wertschätzendere Form des Umgangs miteinander entwickeln können. Wie sollen sonst unsere Kinder und Enkelkinder die gesellschaftlichen Probleme angehen, die wir zurzeit nicht lösen können? Mir ist es eine Herzensangelegenheit, Kinder und Jugendliche – ob mit oder ohne Autismus – dabei zu unterstützen, sich wieder sicher und zugehörig zu fühlen. Kein Kind hat es verdient, dass giftige Selbstwert-Räuber so in ihm wirksam sind, dass es sich selbst als wertlos ansieht. Kreative Unterstützung mit PEP und damit ein (Wieder-)Entdecken von Potenzialen und Selbstwirksamkeit führen zu einem Selbstbild von »So, wie ich bin, bin ich okay«.

Deshalb ist es so hilfreich, wenn alle um solche *Überforderungsphänomene* wissen und diese ernst nehmen. Nur weil der Schüler in der Schule nicht auffällt, heißt es eben noch lange nicht, dass die Ursache der mangelnden Beteiligung am Unterricht fehlendes Wissen ist oder dass hohe Erregungszustände am Nachmittag in der Eltern-Kind-Beziehung zu finden sind. Das Gehirn von Betroffenen kann sowohl geistig als auch emotional extrem hyperaktiv und mit der Verarbeitung der von außen kommenden Reize überfordert sein.

Beispiele für Überforderungsphänomene

Überforderung in sozialen Situationen: Auch wenn sich die Betroffenen soziale Kontakte wünschen, ist das Zusammensein mit anderen meist eine große Anstrengung.
Überforderung durch Reizempfindlichkeit: Über- oder Unterempfindlichkeiten in der Aufnahme der Sinnesreize: Menschen im Autismus-Spektrum können im Vergleich zu nichtautistischen Menschen bei einigen oder allen Sinnen hypersensibel bzw. hyposensibel sein. Eine Person kann sowohl Über- als auch Unterempfindlichkeiten haben:

- **visuell:**
  - fehlende oder nur ungenaue Wahrnehmung der Merkmale von Gegenständen
  - schlechte Tiefenwahrnehmung – Probleme beim Fangen und Werfen, Tollpatschigkeit
  - Objekte und grelle Lichter scheinen herumzuspringen.
  - Der Fokus auf Details kann einfacher und angenehmer sein, als den gesamten Gegenstand zu betrachten.
- **auditiv:**
  - keine Reaktion auf bestimmte Geräusche
  - Lärm wird wie durch einen Verstärker wahrgenommen.
  - intensive Abneigung gegen spezifische Geräusche, die besonders hoch oder tief sind, zum Beispiel das Summen oder Fiepsen elektrischer Geräte
  - besondere Empfindlichkeit, zum Beispiel, wenn Gespräche aus großer Distanz mitgehört werden
- **taktil:**
  - Reizempfindlichkeiten bei bestimmten Materialien
- **Ebenso können auch alle anderen Sinneswahrnehmungen beeinträchtigt sein**

Filterschwäche: Das Ausblenden von irrelevanten Reizen ist erschwert. Zum Beispiel wird die Stimme des Lehrers genauso laut gehört wie ein vorbeifahrendes Auto.

Defizite in exekutiven Funktionen: Diese führen dazu, dass die Reaktionshemmung, die Fähigkeit, eine erlernte, oftmals automatisch ausgeführte Tätigkeit zu unterbrechen, vermindert sein kann. Ebenso kann es zu Schwierigkeiten mit dem Arbeitsgedächtnis (begrenzte Speicher- und Verarbeitungskapazität) oder der flexiblen Aufmerksamkeitssteuerung kommen – also der Fähigkeit, den Aufmerksamkeitsfokus schnell und präzise zwischen verschiedenen Anforderungen zu wechseln.

Mangel an zentraler Kohärenz: Bevorzugt wird der Fokus auf Details. Die Fähigkeit, eine Handlung oder Situation ganzheitlich aufzufassen oder einzelne Informationen zu einem bedeutungsvollen Ganzen verbinden zu können, ist vermindert.

Überlastung durch Veränderungen im Alltag: Termine, die nicht oder zu spät eingehalten werden, kurzfristige Änderungen des Stundenplans oder ähnliche Abweichungen vom Alltag lösen bei den Betroffenen oft ein hohes Stresslevel aus.

Das Selbstwertgefühl vieler Kinder und Jugendlichen aus dem Autismus-Spektrum ist sehr gering. Oft lehnen sie Anteile von sich selbst vehement ab oder negieren ihre Fähigkeiten und Kompetenzen. Leider steigern die Überlastungsgefühle sich in schwierigen Situationen, sodass die Betroffenen ihre Ressourcen nicht mehr sehen und wertschätzen können. So erging es auch Hans.

Eigensabotage verhindern

Die Eltern von **Hans** (11 Jahre) hatten ihn bei mir angemeldet, da das Familienleben mit seiner autistischen Wahrnehmung sehr schwierig sei. Durch eine verhaltenstherapeutisch ausgerichtete Therapie hatte er einige autismusbedingte Verhaltensweisen ablegen können. Die Mutter wünschte sich für ihn nun aber eine Therapie, die seine Stärken in den Fokus nimmt.

Hans sah sich selbst lange Zeit als extrem gestresst und völlig minderwertig an. Aus seiner Sicht waren es immer die anderen, die ihn nicht anerkennen, ihn fertigmachen und schuld an seinem Stress sind.

Inzwischen besuchte er erfolgreich die 9. Klasse eines Gymnasiums und war musisch sehr begabt. Er spielte ein Streichinstrument im Musikschulorchester. Im Gegensatz zu anderen Schülern, die durch Eigen- oder Fremdaggressionen in der Schule auffallen, war er in der Schule unauffällig. Erst, wenn er zu Hause war, ließ er seinen ganzen Stress an seiner Familie aus, besonders sein kleiner Bruder hatte unter ihm zu leiden.

Anfangs verweigerte er jedoch vehement und wortreich jede Reflexion über sich und sein Verhalten anderen gegenüber. Gemeinsames Gestalten verweigerte er ebenso. Als begeisterter Fußballfan konnte er sich jedoch beim gemeinsamen Tischfußball spielend immer mehr öffnen. Verteidigung, Angriff, Spieltaktik, Frustrationstoleranz – alles Themen, die wir bei diesem Spiel wunderbar besprechen konnten. Er selbst merkte, wie er sich durch seine Wutgefühle, wenn er im Rückstand war, weniger auf das Spiel konzentrieren konnte. Ich erklärte ihm, was bei solchen heftigen Gefühlen im Gehirn passiert und wie auch Profisportler mentale Techniken anwenden, um zu gewinnen.

Da er sehr ehrgeizig war und natürlich unbedingt gewinnen wollte, ließ er sich auf mein Angebot ein, mit PEP und dem Klopfen seine Wut loszuwerden.

Ich erklärte ihm, wie wichtig es ist, das Gehirn auf eine Art Gleichgewicht einzustimmen, und dass wir daher zunächst die Überkreuzübung gemeinsam machen.

Dann folgten die Klopfpunkte. Von dem Klopfen war er zunächst wenig überzeugt. »Das soll helfen?« Meine Frage, ob die Wut sich verändert habe, nervte ihn, er wollte sofort wissen, ob der »Quatsch« hilft. Als er sofort anschließend ein Tor schoss, änderte er seine Meinung schnell.

Ab jetzt nahm er mein Angebot zu klopfen immer öfter an. In den Therapiestunden konnte er so seinen Stress schon sehr gut regulieren. Beim Tischfußball wurde er so gut, dass er immer öfter gegen mich gewann.

Wie bei vielen Kindern und Jugendlichen aus dem Autismus-Spektrum war es aber schwierig für ihn, das Erlernte auch im Alltag zu verwenden. Für ihn war es bislang so, dass das Klopfen zu mir in die Therapie gehört und er es alleine zu Hause nicht machen konnte oder wollte.

Mit seinen Selbstaussagen wie »Ich bin ein ehrenloser Nichtsnutz, ein minderbemittelter Totalversager, total hässlich und alles erdenklich Negative« schaffte Hans es immer wieder, sich selbst zu sabotieren. Zu oft hatte er gehört, dass er so, wie er ist, eben nicht in Ordnung ist.

Um diesen selbstwertzerstörenden Aussagen die Kraft zu nehmen, sammelten wir sie auf einem Blatt Papier. Hans freute sich darüber mit sichtlicher Genugtuung. »Endlich mal jemand, der das ernst nimmt und die Sätze sogar aufschreibt!«, kommentierte er mein Mitschreiben. Ich stellte ihm folgende Frage: »Glaubst du, dass du mit solchen Sätzen auf die Welt gekommen bist?«

In Sekundenschnelle und mit großer Vehemenz verneinte er dies mit einem: »Natürlich nicht!«

Ich erklärte ihm, dass sich im Laufe des Lebens bei uns allen solche Selbstwert-Räuber eingeschlichen haben. Da er PEP schon kannte, fingen wir an, gemäß dem Selbstwerttraining aus PEP jeden negativen Satz mit einem Selbstbestätigungssatz zu bearbeiten.

»Auch wenn es Anteile in mir gibt, die davon überzeugt sind, dass ich ein ehrenloser Nichtsnutz bin, bin ich okay so, wie ich bin, und gehe meinen ganz eigenen Weg«.

Zunächst schien es mir wichtig, das Wort »ehrenlos« noch mal genauer zu betrachten. Die eigentliche Bedeutung kannte er tatsächlich nicht. Als wir googelten, was es bedeutet, wurde ihm schlagartig klar, dass er nun definitiv kein Ehrenloser ist! Denn er war ja immer sehr darauf bedacht, die Wahrheit zu sagen. Schnell fand er selbst einen viel passenderen Satz für sich selbst: »*Ich bin ein Ehrenmann!*«

Ebenso gingen wir mit dem zweiten Satz um:

»*Auch wenn es Anteile in mir gibt, die überzeugt sind, dass ich ein minderbemittelter Totalversager, bin, bin ich so, wie ich bin, okay und gehe meinen ganz eigenen Weg.*«

Ich fragte ihn, wie er jemanden einstufen würde, der die 9. Klasse im Gymnasium mit guten Noten besucht und sogar das Schulorchester mit seinem Cello-Spiel bereichert. Es fielen ihm Adjektive wie »kompetent« und »fähig« ein. Schließlich gefiel ihm »*erfolgreicher Begabter*«!

Und schließlich verwandelten wir auch den letzten Satz:

»*Auch wenn es Anteile in mir gibt, die überzeugt sind, dass ich total hässlich bin, bin ich so, wie ich bin, okay und gehe meinen ganz eigenen Weg.*« Mit seiner Lust an Wortspielereien fiel ihm nun dazu ein, dass er ein ganz normales »Pubertier« sei, okay aussehend und auf dem besten Weg, ein okay aussehender Mann zu werden.

Ich schrieb ihm diese drei Power-Sätze auf und ließ sie ihn noch mal laut lesen.

Michael Bohne gibt diese Affirmationen seinen Klienten als eine Art »Lunchpaket« mit – mit dem Verweis, es sich zweimal täglich oder bei Bedarf auch öfter, laut vorzusagen. Hans war jedoch davon überzeugt, dass er das »Rezept« nicht braucht, da er es schon gespeichert habe.

Leider stellte sich im Gespräch mit der Mutter heraus, dass sich seine Unzufriedenheit über sich und die Welt noch nicht verbessert hatte. In der nächsten Therapiestunde besprachen wir daher, wie es ihm mit den Sätzen gegangen ist. Er gab ehrlich zu – er ist ja ein Ehrenmann –, dass er sie nicht mehr auf dem Schirm hatte!

So suchten wir nach Bildern, die es ihm leichter machen, sich an seine Fähigkeiten zu erinnern. Ich fragte ihn, ob seine Größe ihn daran erinnern könne, dass er ja schon eine Menge erreicht hatte. Er war im letzten Jahr sehr viel gewachsen, und es wunderte ihn immer noch, dass er jetzt schon so groß ist. Diese Idee wollte er gerne prüfen. Nach seinen Worten könnte das ja tatsächlich im Alltag helfen. Seine eigene Idee war, sich ein Faultier vorzustellen. Dieses könnte ihn doch wunderbar an Gelassenheit und Souveränität erinnern.

Bei Hans wird deutlich, dass immer wieder Kreativität gefragt ist. So wird er selbst zum aktiv Handelnden und lässt sich durch von außen kommende Stressfaktoren nicht noch zusätzlich beeinflussen.

Auch wenn mit PEP immer wieder Probleme oder alte Glaubenssätze schnell gelöst werden können, gibt es auch immer wieder so tiefsitzende Erfahrungen, dass es einer Detektivarbeit gleicht, Selbstwert-Räuber zu entlarven:

Selbstwert-Räubern auf der Spur

Oskar kam mit 14 Jahren zu mir in die Therapie. Er gab sich als cooler Typ, der gerne Gaming macht. Doch seine bis auf die Fingerkuppen abgekauten Fingernägel zeigten mir, dass in ihm ein großer Druck zu herrschen schien, den er über dieses permanente Nägelkauen zu lösen versuchte. Unter seiner coolen Art steckte ein extrem verunsicherter Junge. Er war felsenfest davon überzeugt, dass nichts an ihm in Ordnung war. Angefangen hatten seine Selbstzweifel, als er in die Schule gekommen war. Dort wurde er von der 1. Klasse an gehänselt, ausgelacht oder von den Spielen der anderen ausgegrenzt.

Diese Probleme hörten auch in der weiterführenden Schule nicht auf – im Gegenteil: Es wurde nur noch schlimmer für ihn. Immer wieder war er Ziel der Attacken seiner Mitschüler, aber auch von den Lehrern fühlte er sich nicht verstanden. Alles hatte er schon erlebt: von Müll, der auf seinem Arbeitstisch ausgeleert war, über Wegnehmen seiner Sachen wie Kugelschreiber oder Füller, bis hin zum Lächerlichmachen vor der gesamten Klasse. Seinen Lehrern mangelte es an Zeit, die verabredeten autismusbedingten Nachteilsausgleiche umzusetzen. Zusätzlich zu dieser extrem schwierigen Schulsituation hatte der Vater die Familie von einem auf den anderen Tag verlassen.

In der Therapie brachte Oskar seine Verzweiflung immer wieder in unterschiedlichen kreativen Gestaltungen zum Ausdruck. Seinen Frust stellt er zum Beispiel in zerrissenen Papierfetzen dar. So fühlt sich sein Leben an – zerrissen und ohne Schutz. Gespräche der Mutter und der Therapeutin mit den Lehrern führten zu keiner Verbesserung der Lage in der Schule. Die Lehrer waren von der allgemeinen Klassensituation und Oskars autismusbedingten Besonderheiten überfordert. Sie konnten ihm keine weiteren Schutzmöglichkeiten anbieten.

Das Jugendamt stellte ihm eine Schulbegleiterin als Unterstützung zur Seite. Doch auch die wurde von Schülern und Lehrern nicht akzeptiert und kündigte bald wieder. Daraufhin kämpfte Oskar sich alleine durch. So gelang es ihm, diese Schule bis zur 10. Klasse zu besuchen.

Er brauchte allerdings seine ganze Energie, um den täglichen Kampf dort zu bestehen. Für mehr hatte er bei all diesen Hänseleien und Erniedrigungen, wie er es selbst ausdrückte, keine Kraft mehr. Das wirkte sich auf die Noten aus, sodass er nur einen Hauptabschluss erreichte, obwohl seine intellektuellen Fähigkeiten für einen sehr guten Realschulabschluss gereicht hätten.

Nach der Hospitation in einer Schule mit Förderschwerpunkt Sprache und einem Konzept zur Beschulung autistischer Kinder sagte er seiner Mutter, dass er dort gut behandelt werde und dass er auf dieser Schule einen Realschulabschluss machen möchte. Er wurde auf dieser Schule angenommen. Immer wieder berichtete er in der Therapie, wie angenehm es sei, dass die Mitschüler ihn nicht drangsalieren. Doch in Mathematik fielen seine Lücken auch ihm selbst auf.

Dies thematisierte er in einer Therapiestunde. Als Erstes beklagte er sich, dass er nächste Woche einen Mathetest schreiben muss. Dieser Test entscheide darüber, ob er im E-Kurs bleibe oder in den G-Kurs müsse. Sein Stresslevel war auf Anfrage bei 7, 8 oder 9. Doch auf meine Frage, ob er diesen Stress bearbeiten wolle, verneinte er dies vehement. »Ich will mich aufregen, das gibt mir Kraft!!«

Ich fragte vorsichtshalber noch mal nach, ob diese Kraft hilfreich sei, um sich auf die Arbeit vorzubereiten. Daraufhin wurde er sauer und wollte das Gespräch beenden. Er meinte, dass dieses Gespräch seinen ganzen Nachmittag versaut hätte. Ich versaue ungern die Nachmittage meiner Therapiekinder und verstand auch nicht, wie ich das geschafft hatte. Also fragte ich nach: »Was genau habe ich jetzt versaut?«

Mit einem genervten Gesichtsausdruck antwortete er: »Jetzt muss ich ja doch Mathe lernen, oh Mann, das nervt!«

Ich akzeptierte seinen Wunsch, sich aufregen zu wollen, und hoffte, dass er sich nun selbst auf die Arbeit vorbereiten würde.

Beim nächsten Therapietermin erzählte er mir, dass er die Arbeit mit »ausreichend« bestanden hätte. Für ihn war das okay, aber er beschwerte sich wieder über den Lehrer: »Ein ›Ausreichend‹ ist doch, wie der Name schon sagt, ausreichend. Und da sagt der Lehrer doch zu mir, dass ich doch besser in den leichteren Kurs wechseln soll! Das ist doch echt gemein! Keiner traut mir was zu!«

Eine PEP-Intervention im Sinne von *»Auch wenn mir keiner etwas zutraut, bin ich okay, wie ich bin!«* war für ihn völlig unmöglich. Auch alle anderen Angebote dieser Art wie *»... bin ich ein guter Gamer«*, was sonst schon mal möglich gewesen war, scheiterten. Seine erneute Hoffnungslosigkeit war ihm deutlich anzusehen. Seine ganzen Gefühle ließ er an den Fingernägeln aus, die er schon bis zum absoluten Minimum runtergekaut hatte und noch weiter daran kaute!

Das einzige Angebot von mir, das er bereit war anzunehmen, war ein Spiel. Bei diesem Spiel konnte er mich immer wieder ganz leicht besiegen, da er mit seiner Gaming-Erfahrung eine schnelle Reaktionsfähigkeit trainiert hatte. Mich in dem Spiel zu besiegen hellte seine Stimmung wieder auf.

Danach fragte ich ihn erneut: »Wie siehst du die Aussage denn jetzt? Stimmt sie oder stimmt sie nicht? ›*Auch wenn mir keiner was zutraut, bin ich doch immerhin gut im Gaming!*‹«

»Natürlich bin ich ganz gut im Gaming, aber was hat das eine mit dem anderen zu tun?«

Meine Erklärungen, es sei wichtig, dass man selbst seine Fähigkeiten sieht und wertschätzt, hörte er sich zwar an, aber überzeugt war er wohl noch nicht so richtig. Da unsere Stunde zu Ende war, mussten wir an diesem Punkt aufhören.

In die nächste Stunde kam er wieder sehr aufgebracht: »Ich bin total genervt«, begann er sofort, kaum, dass er sich hingesetzt hatte.

»Die Beraterin des Arbeitsamtes und meine Mutter wollen mich überreden, dass ich nach der Schule an einer komischen Maßnahme für autistische Jugendliche teilnehme. Das kommt überhaupt nicht infrage! So was Überflüssiges mache ich nicht. Bei der Ausbildungsmesse haben die mir erzählt, dass es ganz einfach ist, sich für einen Ausbildungsplatz zum Fachinformatiker zu bewerben. Man braucht nur das Bewerbungsschreiben hochladen und keinen Brief schicken. Da bewerbe ich mich jetzt. Das ist ganz einfach! Die Tante vom Arbeitsamt hat mich total runtergezogen. Sie meinte, dass ich das sowieso nicht schaffe, einen Ausbildungsplatz zu bekommen. Und meine Mutter macht Druck, dass ich ausziehen muss. Das ist doch alles ...!« Er fühlte sich total überfordert.

Nun war ich in einem großen Konflikt. Ich wollte ihn nicht auch noch zusätzlich entmutigen, sah aber die große Diskrepanz zwischen seiner Leistungsfähigkeit bzw. -bereitschaft und den Anforderungen, die an einen Auszubildenden in diesem Beruf gestellt werden. Daher fragte ich ihn: »Es kommt mir so vor, dass dich das ganz schön niederschmettert, dass die Arbeitsberaterin andere Vorschläge gemacht hat, als du sie im Kopf hast!«

Das bejahte er mit heftigen Beschimpfungen über diese Frau. Ich machte ihm folgenden Vorschlag: »Diese Wut fühlt sich sicher nicht gut an, oder?«

Erstaunlicherweise war seine Antwort: »Nein, das ist saublöd. Kann man die loswerden? Kann man das lernen?«

Nun traute ich mich wieder einmal, das Klopfen anzubieten. Denn schon mehrere Male hatte er das abgewehrt mit den Worten: »So einen Quatsch mache ich nicht, das ist ja peinlich!« Doch diesmal war er offen dafür. Also erklärte ich ihm die Überkreuzübung und das Klopfen der 16 Punkte. Zuerst suchten wir nach dem Selbstbestätigungssatz: *»Auch wenn die vom Arbeitsamt mich total nervt, bin ich ein guter Gamer und gehe meinen eigenen Weg.«*

Immerhin konnte er den Satz aussprechen. Beim Klopfen der Punkte äußerte er wieder seine Kritik, dass das ja wohl peinlich sei. Ich bestätigte ihm, dass es schon lustig aussehe, aber man mache ja noch viel komischere Sachen!

Beim Klopfen war seine Entspannung für mich deutlich sichtbar. Seine Atemfrequenz beruhigte sich, und seine Haltung lockerte sich ein wenig. Doch er raunte sofort nach dem Klopfen: »Und was hat das jetzt gebracht?« Diese Frage gab ich gerne zurück!

Noch konnte er seine Entspannung nicht selbst formulieren, aber immerhin war sie von außen schon sichtbar.

»Macht die Tante jetzt irgendwas anders?«, fragte er mich stattdessen. Innerlich musste ich schmunzeln, er brauchte das Feindbild offensichtlich noch. Ich fragte ihn, ob sich etwas in seinem Körper verändert habe.

»Na ja«, meinte er, »ich bin jetzt erschöpft und will nach Hause.«

Sicher hätte ich gerne gehört, dass er jetzt entspannter sei und sich nicht mehr über die Beraterin aufrege. Für ihn war es schon ein großer Erfolg zu spüren, dass er erschöpft ist und sein Bedürfnis, nach Hause gehen zu wollen, äußern konnte. Bei mir hatte das Klopfen bewirkt, dass ich den Konflikt, den ich gehabt hatte, nicht auf ihn projizieren musste.

In der folgenden Stunde überraschte er mich damit, dass er zum ersten Mal seinen Wunsch formulierte, sich für einen Ausbildungsplatz selbst zu engagieren. Er hatte sich nun informiert, wie er Online-Bewerbungen abschicken kann, und hatte sich dementsprechende Angebote für Ausbildungsplätze herausgesucht. Und noch mehr erstaunte mich, dass er nun versuchen wollte, in zwei Fächern bessere Noten zu bekommen. Seine Stressgefühle hatten sich so weit reduziert, dass er sich wieder etwas zutraute.

Besonders erschwert kann die Suche nach Selbstwirksamkeit sein, wenn zusätzlich zum Autismus noch weitere Beeinträchtigungen hinzukommen:

Auf der Suche nach Selbstwirksamkeit

Tina, eine 19-jährige Autistin, erlebte die letzten drei Jahre ihrer Schulzeit als extrem bedrohlich. Obwohl sie eine Schule für geistige Entwicklung besuchte, wurden von ihr Dinge verlangt, die sie nicht verstehen konnte. Allerdings waren diese Anforderungen auch ihren Eltern nicht verständlich. So sollte sie zum Beispiel lernen, in einen Spiegel zu schauen. Das Mädchen hatte damit große Probleme, da sie unter extremen Hautveränderungen litt. Dennoch stellte man ihr immer wieder einen Spiegel auf den Tisch, in dem sie sich betrachten sollte.

Tinas Stresslevel stieg von Tag zu Tag. Um sich zu beruhigen, hatte sie von ihrer damaligen Therapeutin Stressbälle bekommen. Die Bälle taten ihr gut, und sie sammelte mehrere davon, um immer einen Ball zur Hand zu haben. Aus der Sicht ihrer Lehrer lenkte sich Tina mit diesen Bällen zu sehr ab. Daher nahmen sie sie ihr weg. Manchmal wurde sie aus der Klasse geschickt, da sie sich nicht so verhalten konnte, wie es erwünscht war.

Tina kümmerte sich immer wieder um einen nicht sprechenden Klassenkameraden. Schließlich wurde ihr verboten, ihm zu helfen, da das die Aufgabe der Lehrer sei. Sicher war die Absicht immer gut gemeint, doch leider führten die Ermahnungen bei dem Mädchen zu anhaltenden Belastungsstörungen.

Nach der 10. Klasse wurde sie aus dem vertrauten Klassenverband herausgenommen – mit der Begründung, sie müsse nun lernen, sich auf Veränderungen einzulassen. Mit diesem Wechsel verlor sie auch die Klassenlehrerin, an die sie sich gewöhnt hatte.

Die Autismus-Diagnose war von einer langjährig erfahrenen Psychiaterin gestellt worden. Die Lehrer hingegen waren der Meinung, dass die Diagnose nicht zutreffend sei. Das Mädchen sei von den Eltern nicht auf die kommende Ablösung vom Elternhaus vorbereitet worden, und es sei Aufgabe der Schule, das Mädchen zu mehr Selbstständigkeit zu begleiten. Alle diese Maßnahmen führten zunehmend dazu, dass Tina immer aggressiver wurde und letztendlich nicht mehr dazu zu bewegen war, das Haus zu verlassen.

Um dennoch die Therapie beginnen zu können, wurden Hausbesuche bei Tina geplant.

Da die junge Frau jegliches Vertrauen in fremde Personen verloren hatte, war eine Kontaktaufnahme in ihrem Zimmer nicht möglich. Das erste gemeinsame Kennenlernen konnte nur im Beisein der Eltern im Wohnzimmer stattfinden. Die Voraussetzung dafür, dass die junge Frau sich wieder öffnen konnte, war dieses achtsame Akzeptieren ihrer Wünsche: dass Therapie auch zu Hause stattfinden konnte und ihr Zimmer dabei nicht betreten wird und dass sie nicht sofort in Beziehung gehen muss, sondern selbst entscheiden kann, wann sie aktiv werden will.

Bei den Hausbesuchen konnte sie sich schon in der zweiten Stunde auf gemeinsames Malen einlassen. Es entstanden einfache Bilder mit Buntstiften. Das Malen mit mir schien ihr Spaß zu machen. Durch die kleinen und regelmäßigen Mal- und Zeichenübungen entwickelte Tina eine Haltung von mehr Leichtigkeit und Freude am eigenen, nicht zensierten Handeln.

Tinas Fokus veränderte sich langsam dahin, dass sie ihre persönliche Kreativität entfalten konnte. Ganz wichtig war dabei auch das gemeinsame Kaffeetrinken. Kaffee zuzubereiten hatte ihr schon immer Spaß gemacht, und die Familie hatte für jede Art der Kaffeezubereitung eine spezielle Maschine angeschafft. Ihr Vertrauen zu mir wuchs sozusagen mit jedem Kaffee und jedem weiteren Bild. Manchmal malten wir gemeinsam auf einem Blatt, ein anderes Mal malte jeder auf seinem eigenen Blatt. Immer wieder wollte sie von mir gezeigt bekommen, wie sie etwas Bestimmtes genauer malen kann.

Nach einiger Zeit waren ihr dann erste Besuche in Begleitung ihrer Eltern bei mir in der Praxis möglich. Dort konnten wir unser gemeinsames Handeln auch auf Arbeiten mit Ton oder das Gestalten mit Papier und Pappe ausweiten. So bastelten wir verschiedene Boxen für unterschiedliche Gefühle wie Wut und Glücklichsein. Besonders die Wutbox wurde gern von ihr mit zerrissenen Papierfetzen gefüllt. Alle diese Fetzen symbolisierten für sie ihre Wut auf die Ungerechtigkeiten, die sie in der Schule erlebt hatte.

Es wurde zunehmend deutlich, welche großen Schwierigkeiten sie hat, soziale Kontakte richtig einzuordnen. Sie war schnell überfordert und wurde dann laut und unfreundlich. Da ich bis dahin schon viele sehr positive Erfahrungen mit PEP gemacht hatte, zeigte ich auch Tina diese Technik.

Es war erstaunlich, wie schnell sie sich alle 16 Punkte merken konnte.

Nur bei der Zwischenentspannung, beim Rückwärtszählen von 5, meinte sie, dass sie das nicht könne. Deswegen ersetzen wir dies durch das Zählen bis 3. Das machte ihr keine Probleme.

Zunächst klopften wir erst gemeinsam in der Praxis. Inzwischen kann sie die Technik auch außerhalb einsetzen, wie zum Beispiel bei ärztlichen Untersuchungen. PEP hilft ihr jetzt zunehmend, die emotionale Belastung zu reduzieren. Unangenehme Gefühle, die in ihr kurzfristig ausgelöst werden, kann sie nun immer besser regulieren. Für sie war es wichtig, unterschiedliche Methoden anwenden zu können. Neben dem Klopfen fanden wir noch andere stressreduzierende Interventionen (Stressbälle drücken, Belastungen symbolisch in meinen Rucksack abgeben, spielen mit einer Puppe, die die Zunge herausstrecken kann). Mit der Zeit füllte sich so ihr »Notfallkoffer«, aus dem sie sich selbst etwas holen konnte, was zur Selbstberuhigung beitrug.

Einige Themen wie »Lernen« und »Arbeiten« bzw. »Besuch der Tagesförderstätte« sind durch die Erfahrungen in der Schule so negativ besetzt, dass sie bei ihr noch regelmäßig Panikattacken auslösen. Immer wieder klopfen wir zu diesen Themen gemeinsam. Die Selbstbestätigungsübungen sind noch eine Herausforderung für sie. Sätze wie *»Auch wenn ich mich über blöde Menschen ärgere, gehe ich meinen ganz eigenen Weg!«* kann sie schon aussprechen, besteht aber dann vehement darauf, dass die anderen eben wirklich blöd sind. Hier gilt es dann wieder, achtsam hinzuhören, was ihr eigenes Anliegen wirklich ist.

Oberstes Ziel ist, dass sie ihre Fähigkeit zur Selbstregulation erweitert und wieder Gefühle von Selbstwirksamkeit entwickeln kann.

So, wie es für Tina wichtig war, ihre Selbstregulation zu erweitern, kann es aber ebenso wichtig sein, seinen eigenen Erfahrungen mehr Wert beizumessen.

Lebenserfahrung wertschätzen

Martin, ein 30-jähriger Erziehungshelfer, berichtete mir ausführlich von seinen Schwierigkeiten. Er bevorzuge gewohnte Routinen und Abläufe und gerate schnell in Stress, wenn diese unterbrochen werden. Änderungen von Tagesplänen lösen ebenfalls ein erhöhtes Stresslevel in ihm aus. Immer, wenn er in Stress gerät, zeige sich das bei ihm im wiederholten Auf- und Zumachen von Türen. Im beruflichen Umfeld sei sein mehrmaliges Türenschließen schon unangenehm aufgefallen. Er benötige dies jedoch, um sicher zu sein, dass er die Türe auch wirklich geschlossen habe. Ihm sei die erhöhte Frequenz der Türschließungen im Verhältnis zu seinem Stresslevel selbst schon aufgefallen, d. h., je höher der Stress, umso öfter muss die Tür geschlossen werden. Auch sei es ihm nur selten möglich, mehrere Sachen auf einmal zu machen.

Um Abläufe bei seiner Arbeit gut erledigen zu können, benötige er mehr Zeit, da ihm die sozialen Regeln nicht immer bewusst sind. Wenn die Kollegen sich in der Pause für ein lockeres Gespräch zusammensetzen, bedeute das für ihn Stress pur. Auf seine Konzentration auf Details sei er hingegen stolz, so hätte er schon zum wiederholten Male Fehler entdeckt. In kleinen Gruppen finde er sich gut zurecht, bei großen Menschenansammlungen (zum Beispiel in der Innenstadt) könne es zu Überreaktionen kommen. Alle seine Aktivitäten plane er gerne im Voraus.

Da er wegen des wiederholten Türenöffnens und -schließens immer wieder angesprochen wurde, wollte er das nun »bearbeiten«. Er wusste, dass dieses Verhalten für andere skurril wirkt oder sogar nervig ist. Aber er benötige es, um sicherzugehen, dass die Tür wirklich geschlossen sei. Er habe auch selbst schon versucht, sich darauf zu konzentrieren, die Türe nicht zu oft zu schließen, aber so richtig verbessert habe es sich noch nicht. Auf meine Nachfragen, wie oft er die Türe wiederholt schließt, meinte er: »Das kann zwischen 6 bis 8 Mal sein, bis ich das sichere Gefühl habe, die Tür ist zu!«

Er suchte nun nach Unterstützung, wie er es schaffen kann, die Türe nicht mehr so oft zu schließen.

Da ich bei meinen autistischen Klienten fast immer erlebe, wie wichtig ihnen genaue Angaben sind, fragte ich nach seiner Wunschzahl des Türenschließens. Für ihn bedeutete »nicht mehr so oft« etwa 2 bis 3 Mal. Ich stimmte ihm zu, dass dies ja schon eine deutliche Reduzierung wäre. Da er schon von PEP gehört hatte und mir einen klaren Auftrag erteilt hatte, begannen wir mit dem Klopfen nach der Überkreuzübung. Das bildliche Vorstellen eines Gleichgewichts genoss er mit entspanntem Ausatmen und einem wohligen Geräusch.

Seinen Selbstbestätigungspunkt kurbelte er mit dem Satz: »*Auch wenn ich die Türen noch bis zu 8-mal auf- und zumache, bleibe ich in Sicherheit und gehe meinen eigenen Weg!*«

Ich fragte ihn, ob er sein Stresslevel einschätzen könne, das ja zu diesem Türenschließen führt. Dieses bezifferte er auf 8 oder 9.

Dann klopften wir die 16 Punkte. Für ihn war es ganz wichtig, genau prüfen zu können, auf welcher Seite er klopft, ob rechts oder links. Ihm war es auf der rechten Seite des Kopfes deutlich angenehmer als auf der linken.

Nach dem Klopfen leitete ich die Zwischenentspannung mit dem Hinweis ein, dass er mit den Augen meinem Finger folgen solle. Dabei hatte er auffallend große Schwierigkeiten, seinen Blick bei meinen Fingern zu halten. Immer wieder wechselte er von meinem Finger auf die Umgebung.

Ich versuchte, ihm die Übung zu ermöglichen, indem ich kleinere Fingerbewegungen machte, doch auch das nützte nichts. Erst, als ich den Finger immer wieder beugte, ihn also ein bisschen wie eine Fingerpuppe einsetzte, wurde es für ihn leichter, dem Finger zu folgen.

Es war spannend zu sehen, dass diese Übung umso leichter fiel, je öfter wir sie zusammen machten. Nach der Zwischenentspannung benannte er sein Stresslevel bei 6 oder 7. Es war zwar schon gesunken, aber immer noch erhöht. Wir klopften ein zweites Mal, doch das Stresslevel sank nicht wirklich ab. Daher vermutete ich, dass mindestens eine der »Big Five«-Lösungsblockaden das Absinken der Belastung verhindern.

»Machen Sie sich denn selber einen Vorwurf deswegen?«, fragte ich ihn.

»Hmm, eigentlich nicht«, kam zur Antwort, »eigentlich nicht, denn ich mache es ja, um wirklich sicher sein zu können! Aber irgendwie doch, denn die anderen machen es ja offensichtlich anders!«

Ich machte ihm einen Vorschlag für eine Selbstakzeptanz: »*Auch wenn ich mir vielleicht ein klein bisschen den Vorwurf mache, dass ich zu oft die Türen schließe, bin ich so, wie ich bin, okay.*«

»Oh ja, dieser Satz stimmt!«, kam zur Antwort. Meine nächste Frage lautete dann: »Können Sie nicht anders oder wollen Sie nicht anders?«

»Ich kann und ich will nicht anders. Mir ist es wichtig, sicher zu sein, dass die Türe auch wirklich zu ist. Bei nur einem Mal bin ich einfach nicht sicher!«

Nach der Verzeihübung (s. Anhang) war er bereits deutlich entspannter. Als Nächstes schien mir die Frage wichtig, ob er vielleicht im Kontext des Türenschließens ein wenig »schrumpfe«, also nicht so alt bleibe, wie er ist.

Die Frage erstaunte ihn: »Selbstverständlich bin ich immer so alt, wie ich bin.«

Hier hatte ich also mal wieder ungenau gefragt. Er hatte nicht verstanden, dass ich das Alter bezogen auf das Unsicherheitsgefühl meinte. Erst, als ich ihn fragte, ob er das Gefühl auch schon von früher kennt, konnte er die Frage verstehen und schätzte es auf 8 oder 9 Jahre ein.

Also suchten wir nach dem passenden Selbstbestätigungssatz: »*Auch wenn ich beim Türeschließen auf ein Alter von 8 oder 9 schrumpfe, bin ich so, wie ich bin, in Ordnung und bleibe in Sicherheit.*«

Das fand er nicht stimmig, noch besser fand er: »*Auch wenn ... bleibe ich in Sicherheit und gehe meinen eigenen Weg.*«

Und der Powersatz dazu lautete: »*Ab jetzt bleibe ich konsequent der erwachsene Mann mit 30 Jahren Lebenserfahrung!*« Er reckte und streckte sich, dieser Satz schien ihn mindestens 3 cm wachsen zu lassen. Mit diesem Powersatz verabschiedeten wir uns.

In der nächsten Stunde thematisierte er sofort ein weiteres Problem, sodass ich gar nicht dazukam, mich nach seinem Türenschließen zu erkundigen. Erst im übernächsten Gespräch erfuhr ich, dass es im Kollegenkreis schon aufgefallen sei, dass er zwar noch mehrmals, aber deutlich weniger oft die Türe schließt.

In einer weiteren Stunde thematisierte er seine bevorstehende Arbeitslosigkeit. Da er nur einen befristeten Vertrag hatte, musste er sich um eine neue Anstellung bemühen. Da Erziehungshelfer auf dem Arbeitsmarkt gefragt sind, machte er sich kaum Sorgen darum, ob er wieder eine neue Anstellung finden würde. Doch machte ihn die Vorstellung, zu einem Bewerbungsgespräch zu gehen, sichtlich nervös.

Da er mit dem Klopfen nun schon vertraut war, begannen wir nach der Überkreuzübung mit einer Klopfrunde und dem Selbstbestätigungssatz: *»Auch wenn es mich nervös macht, dass ich zu einem Vorstellungsgespräch gehen muss, bleibe ich in Sicherheit und gehe meinen ganz eigenen Weg.«* Wieder reduzierte schon allein das Klopfen sein Erregungslevel deutlich.

Da ich ja wusste, dass er durch unbekannte Situationen schnell gestresst ist, fragte ich ihn, wie er sich auf diese ungewohnte Situation vorbereiten könne. Wichtig war ihm, dass er einen der betreffenden Gesprächspartner schon kennengelernt hatte. Allerdings verunsicherte ihn der Gedanke, dass er den Raum und eine weitere anwesende Frau nicht kannte. Diese Situation erinnerte ihn an frühe Erlebnisse in der Schule.

Wieder war also sein Satz wichtig: *»Ab jetzt bleibe ich konsequent der erwachsene Mann mit 30 Jahren Lebenserfahrung!«* Diesmal fügten wir noch *»in jeder Situation«* hinzu.

»Ab jetzt bleibe ich konsequent in jeder Situation der erwachsene Mann mit 30 Jahren Lebenserfahrung!«

Wieder zeigte sich die Wirkung des Satzes in seiner ganzen Körperhaltung.

Da ich mir jedoch nicht sicher war, ob er sich auf gängige Fragen bei einem Bewerbungsgespräch vorbereitet hatte, fragte ich ihn, ob er auf beliebte Fragen von Mitarbeitern der Personalabteilung vorbereitet sei, und nannte ihm folgende: »Warum sollten wir gerade Sie einstellen?«

Diese Frage irritierte ihn so heftig, dass er seine Augen weit aufriss und mit heftigem Atmen reagierte. Ich erklärte ihm, dass ein Personalentscheider mit dieser Frage nicht nur persönliche Stärken erfahren will, sondern eben auch wissen will, wie man sie im beruflichen Kontext schon eingesetzt hat. Nun sprudelten seine Argumente regelrecht. Er wusste genau, dass er als Mann im Kindergartenbereich eine Bereicherung darstellt. Er nannte Beispiele für seine Kreativangebote mit den Kindern und mit einem gewissen Stolz benannte er auch seine Zuverlässigkeit. Denn sein gründliches Nachgucken war schon mehrmals positiv aufgefallen, da dank ihm kein Kind vergessen worden war.

Ihm war wichtig, dass ich ihm diese drei Merkmale schriftlich notierte und mitgab. Er wollte sie sich zu Hause noch mal gründlich durchlesen. Andere Fragen wie »Warum möchten Sie bei uns arbeiten?« oder »Warum möchten Sie Ihren jetzigen Arbeitsplatz verlassen?« waren offensichtlich kein Problem für ihn. Er verließ mich mit einem sehr zufriedenen Gefühl und dankte mir mehrmals für diese Unterstützung.

Es freute mich sehr, dass er sogar noch ein zweites Bewerbungsgespräch sehr gut gemeistert hat und bei seiner favorisierten Arbeitsstelle einen Arbeitsvertrag bekam.

Er berichtete auch, dass er das Türenschließen jetzt nur noch 2–3 Mal machen müsste, um sicher zu sein.

Um Überlastungsgefühle und Selbstzweifel wieder abbauen zu können, ist Folgendes hilfreich:

- alte Glaubenssätze überprüfen und auflösen
- neue Wahrnehmungs- und Denkmuster inklusive eines neuen Selbst- und Weltbildes entwickeln
- traumatische Erfahrungen integrieren und dabei eine neue Perspektive gewinnen: Es ist vorbei und es kann wieder gut werden
- Selbstwirksamkeit erleben
- Selbstkontrolle und Selbststeuerung erreichen
- Kompetenzen zur Problemlösung erlangen
- die Fähigkeit steigern, sich zu schützen oder um Hilfe zu bitten
- Notfallkoffer für schwierige Situationen besitzen
- Spiel, Spaß und kreatives Erleben

7 »Ich bin ich, weil ich anders nicht sein kann!«

Autistische Vorbilder in unterschiedlichen Bereichen

Die meisten Menschen haben, wenn sie von Autismus hören, bestimmte Bilder im Kopf. Sie denken vielleicht an stark beeinträchtigte Menschen, die unverständliche Dinge tun, wie mit den Händen flattern oder den Kopf an die Wand schlagen. Oder sie stellen sich Filmfiguren wie »Rainman« mit dessen Fähigkeiten und Spezialbegabungen vor. Andere haben das Vorurteil, dass Menschen aus dem Autismus-Spektrum nur für die IT-Branche geeignet sind. Doch Menschen aus dem Autismus-Spektrum können genauso wie Menschen ohne Autismus in den unterschiedlichsten Bereichen erfolgreich sein.

Wer kennt sie nicht: die schwarz-gelb-gestreifte Tigerente mit ihren Freunden Tiger, Bär und Schnuddel und den Erfinder dieser liebenswerten Figuren? Janosch, mit bürgerlichem Namen Horst Eckert, geb. 19931 in Polen, entwarf sie 1978 für das Buch *Oh wie schön ist Panama!*. Sein Werk ist geprägt von einer tiefen Sehnsucht nach Harmonie. Grundaussagen in diesem Buch sind »Wenn man einen Freund hat, braucht man sich vor nichts zu fürchten« und »Lasst euch nichts gefallen!«.

Janosch selbst erklärt sich die Tatsache, dass er wunderschöne Kinderbücher geschrieben hat, aus seiner traumatischen Kindheit mit einem alkoholabhängigen Vater und einer herrschsüchtigen Mutter. »Weil ich keine Kindheit gehabt habe, muss ich sie jetzt ewig nachholen. Ich suche immer all das, weil es in meiner Familie nicht vorkam«, sagt er in seiner Biografie (Bajorek 2016). Hier wird beschreiben, wie er als schmächtiger Junge von seinen Mitschülern tyrannisiert wurde. Immer wieder hatte er mit Ausgrenzung zu kämpfen. Schließlich findet er als Schriftsteller und Künstler einen Weg, seine Wahrnehmung der Welt in seinen Büchern zu verarbeiten. Er sagt über sich:

> »Ich bin wirklich Autist. Am liebsten wäre ich unsichtbar!«

Er beschreibt, dass die alltäglichen Zwänge für ihn »Kerker, wenn nicht gar der Tod« sind. Doch leide er nicht an sich selbst, »sondern was rundherum geschieht und sich nicht ändern lässt. Eben weil der Mensch eine Sau ist«. Sein Rezept, dennoch ein gutes Leben zu führen, hat er in seinen Büchern und Interviews verraten:

> »Je weniger du brauchst, desto mehr hast du«.

Wenn ich Interviews mit Janosch lese, sehe ich Parallelen zu manchen Therapiekindern: ehrlich, direkt und mit einer gewissen Verschrobenheit, die Welt pessimistisch sehend. Bemerkenswert ist für mich, dass Janosch seine traumatische Kindheit als Quelle seiner Kreativität nutzt und daraus wundervolle, tröstliche Geschichten für Groß und Klein zaubern konnte.

Immer wieder gibt es Menschen, die mit ihrer besonderen Wahrnehmung berühmt werden. Zu Ihnen gehört der Regisseur Dan Aykroyd. Schon als Kind wurde bei ihm 1964 das Tourette-Syndrom diagnostiziert und Anfang der 1980er Jahre das Asperger-Syndrom. Berühmt wurde er durch seine Filme wie »Blues Brothers« und »Ghostbusters«.

In einem Interview sagte er von sich selbst:

> »Ich habe Asperger-Syndrom, aber ich komme damit klar. Eines meiner Symptome war meine Leidenschaft für Geister und Polizei – ich habe zum Beispiel immer ein Polizeiabzeichen mit mir herumgetragen. Ich war ganz besessen von Hans Holzer, dem großartigsten Geisterjäger aller Zeiten. So entstand die Idee für meinen Film Ghostbusters« (Aykroyd 2013).

Auch gibt es Spitzensportler wie das Ausnahmetalent im Surfen, Clay Marzo. In seinem Buch *Die Welle meines Lebens* (Marzo u. Yehling 2015) beschreibt er zusammen mit seinem Co-Autor Robert Yehling sehr anschaulich seine Kindheit und Jugend, aber auch seine Erlebnisse im Profi-Sport. Seine Mutter erkennt schon früh seine Bedürfnisse. Mit drei Jahren surft er seine erste Welle. Es folgen Zehntausende weitere.

Sowohl Dan Aykroyd als auch Clay Marzo schildern ihre frühe Begeisterung für spezielle Themen. Wie gut, dass sie diese weiterverfolgen konnten. Sie hatten Menschen um sich herum, die diese Begeisterung nicht als eingeschränktes Spezialinteresse und als krankhaft eingestuft, sondern sie als förderungswürdige Begabung gesehen haben.

Oft beschreiben Erwachsene mit Autismus, wie sie vergeblich versucht haben, so zu sein wie andere. Ihre Anpassungsversuche scheiterten jedoch immer wieder.

Christine Preißmann, Ärztin und Psychotherapeutin, selbst Autistin, betonte bei einem Vortrag, wie wichtig es für sie ist, dass sie nun den Mut hat, authentisch zu leben und sich selbst treu zu sein, anstatt so zu leben, wie andere es von ihr erwarten. Sie erzählte sehr charmant, wie Weihnachtslieder sie das ganze Jahr erfreuen können. Jedoch wurde ihr immer gesagt, sie könne diese Lieder nicht im Sommer hören, das passe nicht. Inzwischen habe sie aber gelernt, dass vieles nicht passt und diese Lieder ihr auch im Sommer guttun und zur Entspannung beitragen. Sie weiß ja, dass sie niemanden damit stört, wenn sie diese Musik auf dem Nachhauseweg nach einem anstrengenden Arbeitstag im Auto mitsingt. Ihr scheint es jedoch nun sinnvoller, außerhalb der Weihnachtszeit an einer roten Ampel möglichst das Fenster zu schließen, während sie laut »Stille Nacht« mitsingt.

Wie schafft man es nun aber, »authentisch« zu sein? Wie lernt man es, zu seinen eigenen Gefühlen, Fantasien, Wünschen, Träumen, aber auch Ängsten und Schwächen zu stehen? Keiner von uns ist immer authentisch und weiß immer ganz genau, welches gerade der richtige Weg für einen selbst ist. Doch ist es meistens schon deutlich spürbar, wenn man sich in die richtige Richtung bewegt.

Nicht nur für Menschen aus dem Autismus-Spektrum ist das eine Schwierigkeit. Aber sicher haben sie mit noch mehr Herausforderungen als Neurotypische zu kämpfen. Nicht zuletzt, weil der Alltag in der Regel von den Bedürfnissen der neurotypischen Mitmenschen geprägt ist, die ja deutlich in der Mehrheit sind. In einer idealen Welt würden sich vielleicht die individuellen, einzigartigen Talente und Eigenschaften von selbst entfalten. Erziehung, Sozialisierung und individuelle Erfahrungen machen diese freie Entfaltung jedoch oft schwer. Wir lernen, uns anzupassen, und geben auf, was nicht in die gewünschte Norm passt.

Doch oft ist es gerade das, was uns einzigartig macht und wertgeschätzt werden sollte. Manchmal bedarf es der Unterstützung und des Mutmachens von außen, sich auf die Suche nach dem eigenen Weg zu machen ganz egal, ob er gerade mit der Masse, gegen die Masse oder abseits der Masse verläuft. Wichtig ist dabei, seinen eigenen, ganz individuellen Weg zu finden und zu verfolgen.

Ich habe meinen ganz eigenen Plan

Susi lernte ich als 10-jähriges, wissbegieriges Grundschulkind kennen. Die Eltern hatten sie mir als ein zartes Mädchen beschrieben, das gerne bastelt und zeichnet, das aber auch öfters zu Schreikrämpfen und Wutattacken neigt. Gleich im ersten Kontakt fiel mir auf, wie sehr Susi in einer ganz eigenen Welt zu leben schien. Sie war begeistert von meinem kreativen Angebot und überlegte sich oft schon zu Hause, was sie bei mir wieder Tolles entwerfen oder bauen könne.

Sie hatte immer ganz konkrete Vorstellungen, was sie machen wollte. Bei der Umsetzung ihrer Pläne war sie so konzentriert vertieft, dass jegliche Interventionen oder auch nur Nachfragen zu ihrem Arbeiten sie nicht erreichten. Ich hatte ein diffuses Gefühl, nicht zu Susi »durchzudringen«, und zweifelte an meiner therapeutischen Kompetenz. Da brauchte ich dringend einen Selbstbestätigungssatz, insofern war PEP für mich als Therapeutin wichtig.

»Auch wenn sich meine Klientin scheinbar nicht im Geringsten dafür interessiert, was ich zu sagen habe, bleibe ich in meiner Kompetenz und behalte den Überblick!«

Dies war hilfreich für mich, um Susi Folgendes anbieten zu können: »Ich merke, du kannst dich nicht gleichzeitig auf dein Gestalten und meine Fragen konzentrieren. Wenn du fertig bist oder eine Pause machen kannst, kannst du mir sicher meine Frage beantworten!«

Natürlich hätte man Susi auch damit konfrontieren können, dass es unhöflich ist, nicht zu antworten, aber dann hätte sie nur wieder die Erfahrung gemacht, dass sie so, wie sie ist, nicht in Ordnung ist. Also wartete ich auf ihre Antworten – in den ersten Stunden dauerte das bis zu 20 Minuten. Doch mit der Zeit gelang es Susi, meine Fragen schon nach wenigen Sekunden zu beantworten. Wenn sie antwortete, erstaunte sie mich mit ihrem Wissen und ihren gezielten Rückfragen zu bestimmten, meist wissenschaftlichen Themen.

Ähnlich erging es mir mit einer weiteren Besonderheit von Susi. Die Vorstellung, dass ein kreatives Projekt auch erst in einer folgenden Stunden fertiggestellt werden könne, war für sie fast ein Ding der Unmöglichkeit. Das hatte zur Folge, dass wir zum Ende der Stunde immer mit einem großen Stresspegel zu kämpfen hatten. Susi geriet in Stress, weil sie noch nicht fertig war und die Stunde nie und nimmer schon vorbei sein könne. Um dem Stress irgendwie Ausdruck zu verleihen, biss sie sich heftig in den Arm. Ich stand unter Druck, da ich es belastend finde, wenn sich jemand selbst attackiert und das nächste Therapiekind auf seine Therapiestunde warten muss. Den äußeren Faktor konnte ich schnell verändern. So kam Susi ab der nächsten Stunde als letztes Therapiekind an dem Tag. Es musste also kein Kind anschließend warten.

Schon einmal hatte ich ein Kind erlebt, das mit dem Ende der Stunde völlig überfordert war. Damals hatte eine einfache Darstellung eines Zeitplans mit immer kleiner werdenden Zeitblöcken geholfen. Um unser beider Stress abzubauen, fertigte ich also schnell einen solchen Plan an und klebte einen Pfeil auf eine Büroklammer, um das gerade vorhandene Zeitkontingent zu markieren. Alle 10 Minuten schob ich den Zeiger weiter, um Susi zu verdeutlichen, dass die Stunde nach und nach aufgebraucht wird und sie dann wieder abgeholt wird, sodass wir beim nächsten Mal weitermachen.

Für Susi war es absolut nicht einsehbar, dass die Zeit bei mir so schnell verging. In der Schule vergehe die Zeit doch auch nicht so schnell, wieso denn dann hier? Unsere gemeinsamen Betrachtungen über das Phänomen Zeit hatten schon fast philosophischen Charakter.

Die meisten Menschen wären sicher sehr irritiert, würden sie in einer Therapiestunde wiederholt darauf aufmerksam gemacht, wie die Zeit vergeht. Susi hingegen gab es die notwendige Sicherheit, um sich zeitlich orientieren zu können.

Interessant war auch, dass ich ihr ab sofort genau diesen Plan vorlegen musste. Meinem »Gestaltungsbewusstsein« zuliebe hatte ich zu Hause noch einmal in Ruhe einen sorgfältig ausgearbeiteten Plan angefertigt, aber den wollte Susi nicht! Das war nicht »ihr« Plan (s. Abb. 14). Im Laufe der Therapie öffnete sie sich zunehmend für den gegenseitigen Austausch, sodass sie an einer Kleingruppentherapie teilnehmen konnte.

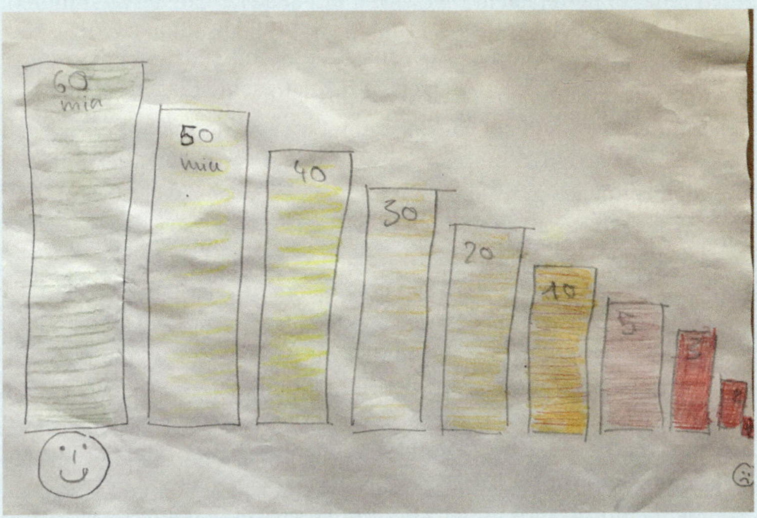

Abb. 14: Ablauf der Therapiestunde

Es kann also wichtig sein, eigene Pläne zu entwickeln und danach zu handeln. Doch immer wieder sind Menschen aus dem Autismus-Spektrum damit konfrontiert, dass sie trotz eines Planes nicht so handeln können, wie sie es sich vorgenommen haben. Dann ist es wichtig, dass sie Unterstützung bekommen, ihre Handlungskompetenzen zu erweitern.

Handlungsplanung stärken

Viele Menschen aus dem Autismus-Spektrum haben Probleme in der Handlungsplanung. Sie leiden oft unter massiven Schwierigkeiten, Aufgaben anzufangen, fortzusetzen und abzuschließen. Dies wird in der Fachliteratur als »exekutive Dysfunktion« beschrieben. Wer darunter leidet, wird schnell als »faul« und »unmotiviert« bezeichnet. Die Betroffenen selbst fühlen sich von den vielen Aufgaben des Alltags jedoch komplett überfordert und wissen selbst nicht warum. Sie schieben Dinge ewig vor sich her – egal, wie dringend sie sie erledigen wollen oder müssen. Deswegen neigen sie dann auch noch zu Selbstabwertung.

Auch **Tina** (18 Jahre) hat immer wieder mit Schwierigkeiten zu kämpfen, das zu tun, was sie sich vorgenommen hat. Sie hatte auf der Regelschule den Realschul-Abschluss geschafft. Nun wollte sie ihr Abitur auf einer Abendschule nachholen. Doch die Schritte, die dazu notwendig sind, fielen ihr schwer, und sie schob sie immer wieder auf. Ich fragte sie, ob sie so etwas wie einen inneren Schweinehund kenne. »Oh ja!«, meinte sie, »den kenne ich gut. Der meint oft, dass ich doch lieber noch im Bett bleiben soll, als etwas zu machen und mich zu kümmern.«

Ich fragte sie: »Wie sieht dieser Schweinehund denn aus? Welche Farbe hat er? Wie groß ist er? Hat er lange Beine oder kurze?«

Zunächst stellten meine Fragen eine Herausforderung an die junge Frau dar. Doch nach und nach konnten wir Farbe (Camouflage aus grün, dunkelgrün und braun), Größe der Augen und Ohren, Länge der Beine und des Schwanzes sowie die Art der Zähne klären und uns ein Bild von ihm machen. Da sie sich nicht traute, dieses Tier selbst zu malen, skizzierte ich es für sie. Diese Zeichnung amüsierte sie.

Sie meinte, dass es ihr jetzt leichter fallen werde, wenn sie wieder in ein Unfähigkeitsloch zu fallen drohe. »Ich stelle mir nun diese Gestalt vor und sagte: ›Schweinehund, du bist jetzt mal ganz ruhig! Du darfst zugucken und Klappe halten!‹« Dieser Gedanke machte sie fröhlich, und sie freute sich darauf, ihrem Schweinhund die Meinung sagen zu können.

Immer wieder erfahre ich, wie wichtig es ist, meinen kleinen und großen Klienten Wege aufzuzeigen, wie man selbst aktiv gegen innere Blockaden angehen kann.

Für Menschen aus dem Autismus-Spektrum halte ich es für besonders wichtig, dass sie lernen, ihre individuellen Bedürfnisse achtsam wahrzunehmen und zu kommunizieren.

Von ihnen wird oft ein normiertes Verhalten erwartet. Sicher ist es hilfreich, die Regeln der »nichtautistischen« Welt zu kennen und sie auch zu beherrschen. Hier ist die Herausforderung zu meistern, ein Gleichgewicht zwischen »die Regeln der anderen (an)erkennen« und dem Ausleben spezieller, autismusspezifischer Besonderheiten zu finden.

Leider erleben autistische Menschen immer wieder, dass ihre Mitmenschen die »Spielregeln« des sozialen Zusammenseins selbst nicht achten und sie somit zu Opfern von Gewalt werden. Insbesondere, wenn sie als Kind traumatische Erlebnisse erleben, hat das schwerwiegende Folgen für das Erwachsenendasein – sowohl psychisch wie auch körperlich. Ergebnisse der *ACE-Studie* (ACE = *adverse childhood experiences*), bezüglich Traumatisierungen in der Kindheit und deren Folgewirkungen sind erschreckend (Felitti et al. 1998):

- Kindheitstraumata kommen oft und in allen Bevölkerungsschichten vor.
- Traumatisierungen in der Kindheit haben einen deutlichen Einfluss auf die spätere Gesundheit.
- Je mehr Arten von Kindheitstraumata erlebt wurden, desto größer ist der negative Einfluss auf die spätere Gesundheit.

Für jedes Kind ist ein Trauma – sei es durch Gewalt, Missachtung oder einen individuellen Schicksalsschlag – ein Einschnitt in die Kindheit. Es ist wie eine Spur, die, wenn sie nicht behandelt wird, lange bleibt. Als Kinder können wir noch weniger verstehen, wieso es böse Menschen oder Tragödien gibt.

Nur den Stress, den das Trauma hervorruft – den erleben die Kinder gnadenlos. Und leider heilt Zeit nicht alle Wunden. Traumata aus der Kindheit lösen sich häufig nicht von alleine. Es ist wichtig, sie aufzuarbeiten, damit sie sich nicht auf das gesamte spätere Leben negativ auswirken.

Um traumatische Erfahrungen aufarbeiten zu können, dient das Erleben von eigenen Ressourcen als Stabilisierung. Innerhalb des kunsttherapeutischen Settings können Ressourcen des Klienten aktiviert werden, die sonst nicht zum Ausdruck kommen. Durch das Malen und Gestalten aktivieren sich Gefühle von »Ich kann gestalten, ich kann mich ausdrücken!«. Wichtig ist dabei die durchgehend verlässliche therapeutische Unterstützung, sodass der Klient jetzt die Achtsamkeit, den Schutz und die Kontrolle erleben kann, die es damals nicht gab. Der zusätzliche Einsatz von PEP-Elementen mit ihrer multisensorischen Stimulation bei gleichzeitiger kognitiver Fokusaktivierung und das strukturierte Bindungsangebot unterstützen und erleichtern die Traumaverarbeitung.

Dennoch kann es einige Zeit in Anspruch nehmen, um traumatisch erlebte Erfahrungen aufzuarbeiten. Dazu ist es wichtig, auffälliges Verhalten zu hinterfragen und richtig einzuordnen.

Erst dann können die entsprechenden Maßnahmen aktiviert werden.

Rettungskräfte aktivieren

Martin kam mit 10 Jahren zu mir, seine Mutter hatte ihn bei mir angemeldet, weil er durch sein auffälliges Verhalten in der Schule permanent störte. Auch ein Psychiatrieaufenthalt hatte keine nennenswerte Änderung gebracht. Im Laufe der Therapie stellte sich jedoch heraus, dass Martin nicht nur mit seiner autistischen Wahrnehmung klarkommen musste, sondern auch ein Trauma in Form eines sexuellen Übergriffs durch Mitschüler zu verarbeiten hatte.

Martin schien mir, wie viele Menschen aus dem Autismus-Spektrum, sehr verunsichert in Bezug auf seine Fähigkeiten und sehr fokussiert auf seine Schwächen. Er nahm Anregungen zwar scheinbar interessiert auf, suchte aber doch lieber nach eigenen Ideen. Meistens hatte er einen Plan, was er mit Bunt- und Filzstiften zeichnen oder gestalten wollte. Er sprach am liebsten über Flugzeuge und bearbeitete dieses Lieblingsthema auf unterschiedliche Weisen. Auch bei Martin war es mir zunächst wichtig, dass er spürt: Bei mir wird er mit seinen Ideen und seinen Wünschen angenommen. Ich sah in seinen Spezialthemen eine wichtige Ressource, sich ausdrücken zu können.

Nicht nur Malen und Zeichnen waren für ihn wichtig. Mit großer Begeisterung, erstaunlicher Konzentrationsfähigkeit und Geschicklichkeit spielte er gerne Spiele mit mir, die er sich selbst aussuchte. Seine große Verwunderung darüber, dass ich auch verlieren kann, zeigte mir, wie sehr er das Verlieren gewohnt war.

Lange Zeit thematisierte er seine Probleme überhaupt nicht. Er konnte sie weder benennen noch im Spiel zum Ausdruck bringen, wie andere Kinder das vermochten. Es entstanden viele Bilder, deren Inhalte sich immer um seine Lieblingsthemen drehten: Flugzeuge, Flughäfen (s. Abb. 15) und manchmal auch Figuren aus den Computerspielen, die er gerne spielte. Oft sahen diese Figuren wie kleine Monster aus.

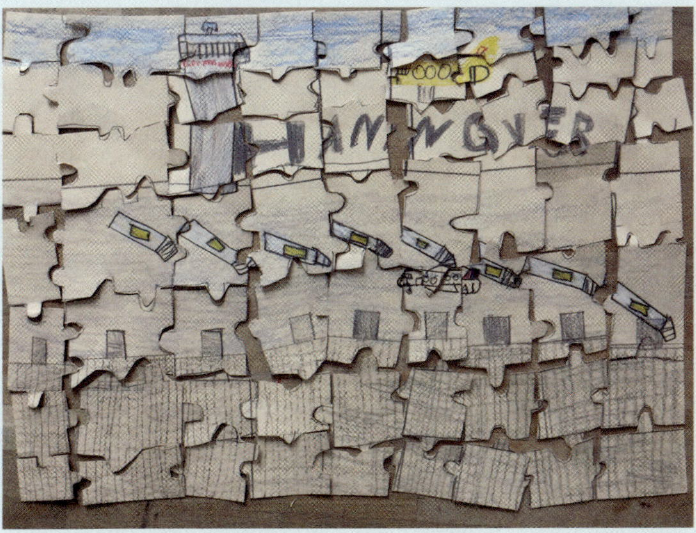

Abb. 15: Flughafen-Puzzel

Die regelmäßigen Termine bei mir waren ihm sehr wichtig. Er genoss es offensichtlich, dass er bei mir seine Spezialinteressen mit unterschiedlichen kreativen Methoden thematisieren konnte. Wie wichtig es für ihn war, selbst zu entscheiden, was er wann und wie selbst ausdrücken möchte, habe ich erst später verstanden. Denn Martin lernte zwar mit zunehmendem Alter in der Schule, nicht mehr durch eigenartige Stereotypien aufzufallen, aber sein Selbstwertgefühl wurde immer geringer. Immer wieder wurde ihm gesagt, dass das, was er macht, so nicht in Ordnung ist. Es wurde immer wieder von ihm verlangt, dass er sich seine Methoden, sich selbst zu beruhigen – wie zum Beispiel Türen zu öffnen und zu schließen oder komische Dinge zu sagen –, abgewöhnen sollte. Leider wurden ihm keine Methoden an die Hand gegeben, sich anderweitig zu beruhigen.

Wenn Menschen ausschließlich lernen, das zu erfüllen, was andere von ihnen erwarten, kann das verheerende Folgen haben. Nicht nur das Selbstwertgefühl wird dadurch kleingehalten, sondern auch die Möglichkeit, sich gegen Übergriffe zu wehren, wird dadurch extrem geschwächt. Denn wenn jemand so geschwächt ist, ist es ein Leichtes für potenzielle Täter, das Gegenüber zu mobben oder gar zu missbrauchen.

Wie viele andere konnte auch Martin nicht mitteilen, was ihm in der Pause auf dem Schulhof passiert war. Erst ein Jahr später, als er selbst übergriffiges Verhalten zeigte, begann er zu erzählen, was ihm passiert war. Da Martin die Warnzeichen nicht erkennen konnte, gelang es einem 11-jährigen, gleichaltrigen Mitschüler, ihn hinter die Büsche zu ziehen. Er schüchterte ihn mit gewaltandrohenden Worten massiv ein und zwang ihn, dessen Penis in den Mund zu nehmen. Martin war vor Schreck wie gelähmt und gehorchte. Nichts von seiner Angst, dem Ekel und seiner Ohnmacht konnte er nach dieser Schulpause zum Ausdruck bringen. Die Erwachsenen um ihn herum konnten in seinem absonderlichen Verhalten – wie vor sich hinsingen oder komische Sachen unangebracht sagen – nicht erkennen, dass ihm etwas Schreckliches widerfahren war.

Auch zu Beginn der Therapie konnte er dies noch nicht mitteilen. Zumindest konnte er sich bei mir mit seinem Spezialgebiet, den Flugzeugen, kreativ beschäftigen. Er zeichnete weiter unzählige Flugzeuge, fertigte Collagen an, faltete und modellierte Flugzeuge aus Papier und Ton.

Irgendwann schließlich malte er ein Bild von einem beängstigenden Flugzeugabsturz. Jede Menge Feuerwehr- und Polizeiwagen sind auf dem Bild zu sehen, Verletzte liegen an der Unglücksstelle, unzählige Einsatzkräfte kommen den verletzten Insassen zu Hilfe. Dieses Bild nahmen wir als Grundlage, um damit einen kleinen Film herzustellen. Auch früher hatten wir schon kleine Film-Trailer erstellt, um sein Repertoire an Ausdrucksmöglichkeiten zu erweitern. Mit der dramatischen Musikuntermalung wirkt das Geschehen in den kleinen Filmszenen noch beängstigender als auf dem Bild. Beruhigend ist dann erst die Abschluss-Szene, in der beschrieben wird, dass alle Insassen gerettet werden.

Dieser Film war der erste, zaghafte Beginn einer langen Auseinandersetzung mit dem Thema Missbrauch. Es fiel ihm eindeutig schwer, über seine Erfahrungen zu sprechen. Doch zunehmend traute er sich und erzählte von weiteren Situationen, in denen er sexuell übergriffig behandelt wurde.

Er litt sehr darunter, dass er die Bilder von den vielen belastenden Szenen nicht vergessen konnte. Sein Wunsch war es, diese Bilder aus dem Kopf herauszubekommen.

Auch ihm erklärte ich die Vorgehensweise von PEP mit der Überkreuzübung als Vorbereitung für das Gehirn und dem anschließenden Klopfen der 16 Punkte. Anfangs spürte ich noch seine Unsicherheit, etwas derartig »Verrücktes« zu tun, wie sich selbst zu beklopfen. Aber mein Vor- und Mitmachen des Klopfens und meine Erklärungen, dass ja vieles, was man alles so im Alltag erlebt, noch viel verrückter sei, ließen ihn zunehmend lockerer und offener fürs Klopfen werden. Wir fingen an, seine Vorwürfe gegen sich selbst zu bearbeiten.

Obwohl er ja selbst das Opfer gewesen war, machte er sich Vorwürfe dafür, dass ihm das passiert war. Er sei schuld, dass er sich nicht gewehrt hat. Ich bot ihm deshalb den Selbstbestätigungssatz an: »*Auch wenn ich mir den Vorwurf mache, mich nicht gewehrt zu haben, bin ich okay und gehe meinen eigenen Weg!*« Er sprach diesen Satz aus und meinte, dass er ihm gefallen würde. Wir waren also auf einem guten Weg! Ich fragte ihn, ob er denn anders hätte handeln können. Er zuckte mit den Schultern, zog seinen rechten Mundwinkel auf seine ganz typische Art nach oben und meinte: »Nein, da ging gar nichts anders! Ich konnte nicht anders. Der Typ hatte mir ja angedroht, dass er seine Kumpels holt und dass es mir dann noch viel schlechter gehen würde.« Ich erklärte ihm die Verzeihübung (siehe Anhang) und bot folgenden Satz an: »*Jetzt erkenne ich, dass ich überhaupt nicht anders konnte, und verzeihe mir deswegen voll und ganz, dass ich mich nicht wehren konnte, und dazu stehe ich.*«

Nach dieser Bearbeitung seines Selbstvorwurfs war er schon spürbar erleichtert. Etwas schien sich in ihm gelöst zu haben. Das Klopfen hatte zwar seine Aggression gegen den Täter reduziert, aber er verharrte in der Opferhaltung.

Er hatte verständlicherweise noch immer einen totalen Hass auf seinen Peiniger und alle, die ihm nicht geholfen haben. Hier ist das Wissen um die »Big Five«-Lösungsblockaden und darum, wie man derartige Blockaden auflösen kann, enorm hilfreich (s. dazu Abb. 16).

Daher bearbeiteten wir als Nächstes die Fremdvorwürfe. Zunächst glaubte ich, dass wir »die Täter« als Einheit bearbeiten könnten. Doch wurde mir im Laufe des Prozesses deutlich, dass jeder einzelne gesondert betrachtet und bearbeitet werden musste. Also lautete der erste Selbstbestätigungssatz: »*Auch wenn ich dem Mitschüler den Vorwurf mache, dass er voll Übles mit mir gemacht hat, bin ich okay und gehe meinen Weg!*« Da er bei diesem Satz wieder deutlich angespannter wurde, klopften wir erneut eine Runde alle 16 Klopfpunkte und machten eine Zwischenentspannung. Wieder war eine deutliche Entspannung bei ihm sichtbar.

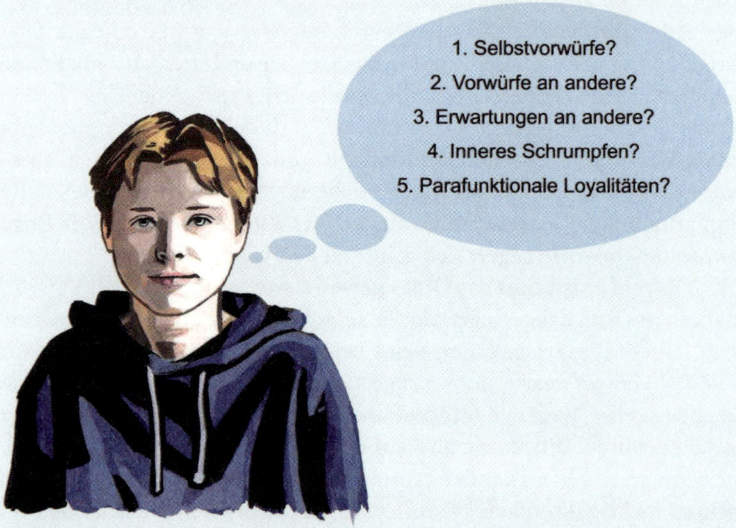

Abb. 16: Big-Five-Lösungsblockaden

Natürlich hatte er einen, wie ich finde, berechtigten Fremdvorwurf. Doch konnte er diesen nicht nutzen, um gegen den Täter anzugehen. Da wir uns aber mit Fremdvorwürfen abhängig vom anderen machen und in einer Opferrolle verharren, bot ich ihm den nächsten Satz mit gleichzeitigem Kurbeln des Beruhigungspunktes an: »*Auch wenn dieser ... Kerl Unmögliches mit mir gemacht hat, bin ich so, wie ich bin, okay und bleibe jetzt in Sicherheit!*« (s. Abb. 17).

Meine Frage, ob dieser nicht anders konnte oder wollte, beantwortete er so, dass er das nicht so genau wisse. Er meinte, dass der Kerl ja wahrscheinlich selbst Opfer sei, also nicht anders konnte. Aber er äußerte auch seine Zweifel daran. »Vielleicht hat dieser Junge es aber auch nicht anders gewollt«, sagte er traurig.

Ich machte ihm folgenden Vorschlag: Bitte strecke doch deinen linken Arm nach hinten links und spreche mir folgenden Satz nach: »*Völlig egal, ob der andere nicht anders konnte oder wollte, lasse ich die komplette Verantwortung dafür, was er mir angetan hat, bei ihm.*«

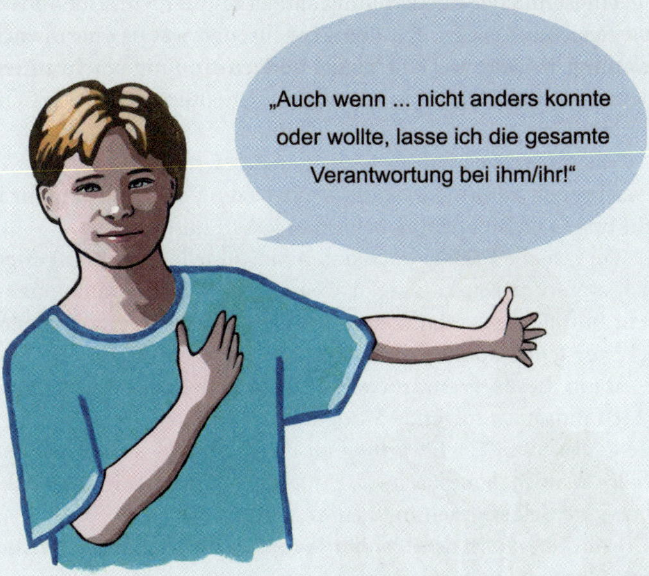

Abb. 17: Fremdvorwürfe bearbeiten

Es fühlte sich in ihm danach schon besser an, aber noch nicht wirklich gut.

Seine berechtigten Vorwürfe gegen Erwachsene, die ihm nicht geholfen haben, blockierten ihn noch immer. So formulierten wir mehrere Sätze und kurbelten dabei den Beruhigungspunkt:

»*Auch wenn ich ...* (hier setzten wir nacheinander alle Personen ein) *vorwerfe, nicht aufgepasst zu haben, bin ich okay und bleibe jetzt in Sicherheit!*« Wichtig war es, alle Personen einzeln die Verantwortung zu geben. Alle Erwachsenen um ihn herum mussten so benannt werden. Nach 9 Personen hatten wir endlich alle aufgezählt und jedem einzelnen die Verantwortung zurückübertragen.

Bei all diesen Personen fragte ich ab, ob derjenige nicht anders gewollt oder gekonnt hatte. Je nach Person war es mehr ein Nichtkönnen oder ein Nichtwollen.

Beim Kurbeln des Beruhigungspunktes folgte dann der nächste Satz:

»*Völlig egal, ob ...* (wir formulierten jeden Erwachsenen einzeln) *nicht anders konnte oder auch nicht anders wollte, lasse ich die komplette Verantwortung bei ..., denn der war erwachsen und ich ein Kind!*«

Mit sichtlicher Entspannung sprach er jeden einzelnen Satz mit der jeweiligen Person aus. Bei den Erwachsenen war es enorm wichtig, die Betonung auf »der war erwachsen und ich ein Kind« nicht zu vergessen. Hier konnte ich ihm seine Entspannung deutlich an den Gesichtszügen ansehen.

Für ihn war es enorm wichtig, dass er nicht Verständnis für diese Erwachsenen aufbringen sollte, sondern die Verantwortung für ihr Handeln bzw. »Nichthandeln« bei ihnen lassen durfte.

Bei fast allen sah er auch deren individuelle Einschränkungen. Dennoch wäre ein Entschuldigen wegen dieser Einschränkungen für ihn nicht hilfreich gewesen. Denn das hätten die jüngeren Anteile in ihm nicht verstehen können.

Da in diesen Fremdvorwürfen auch eine Erwartungshaltung steckt, bot ich ihm noch folgende Sätze an:

»Auch wenn ich Erwartung an die Erwachsenen hatte, die diese nicht erfüllen konnten, bin ich okay so, wie ich bin!« Hier war es mir wichtig, dass seine gute Selbstbeziehung betont wurde.

»Auch wenn ich denen damit Macht über mich gebe und sozusagen eine Fernbedienung in die Hand drücke, bin ich okay so, wie ich bin!«

Zuerst verstand er die Idee mit der Fernbedienung nicht so richtig. Erst, als ich es noch mal genauer erklärte, fiel ihm auf, wie blöd das doch sei.

In einer der folgenden Stunden malte er noch ein sehr dichtes Gefäß, in das er alle schlechten Erfahrungen legte und es mit einem sehr sicheren Verschluss abdichtete. Mit den Worten *»So sind die Erlebnisse gut verpackt. Ich weiß, ich habe sie erlebt, aber sie können mir jetzt nichts mehr antun!«* schlossen wir die Sitzung ab (s. Abb. 18).

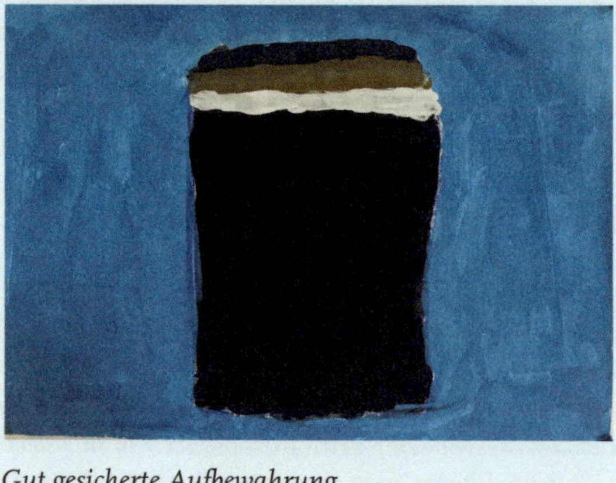

Abb. 18: Gut gesicherte Aufbewahrung

In einem Gespräch mit seiner Schulbegleitung habe ich erfahren, dass Martin nun spürbar stabiler ist und die Selbstverletzungen deutlich abgenommen haben. Er fange nun aber an, sich über die anderen Kinder zu beschweren. Ich freute mich sehr, als ich das hörte. Denn endlich konnte er anfangen, seinen Unmut auch zu artikulieren. Für die Schulbegleitung war das auch eine wichtige Information, da sie sich dieses »Meckern« und »aggressiv auf andere reagieren« zunächst nicht erklären konnte. Nun konnte sie ihn jedoch unterstützen, noch genauer nachzuforschen, was ihn bei den anderen aggressiv macht, und gemeinsam überlegen, was er braucht, damit er sich dann wieder beruhigen kann.

Immer wieder ist der erste Schritt zur Selbstakzeptanz der, dass man auch mit seinen Schwächen ein liebenswerter Mensch ist. Wenn meine Klienten sich wegen ihrer Schwächen selbst so schlecht machen, dass sie ihre Stärken und Ressourcen nicht mehr sehen können, ist Unterstützung von außen oft hilfreich:

Stärken und Schwächen annehmen

Emil, einen 17-jährigen sensiblen Jungen, kannte ich schon seit seinem 5. Lebensjahr.

Er war mir schon damals mit seinem Zeichentalent aufgefallen. Er malte hingebungsvoll alle Formen von Dinosauriern. Vom Tag- und Nacht-Dinosaurier über den Schlossgespenst-Dino bis hin zu einer Dinofamilie malte er damals mit Begeisterung sein Lieblingsthema. Wegen seines Stotterns war er zusätzlich in logopädischer Behandlung.

Nun kam er wieder zu mir und suchte Unterstützung bei der Lösung seiner Probleme. In einigen Gesprächen klärten wir zunächst, wie er mit seinen Lehrern klarkommen könne.

Durch sein Stottern fühlte er sich sehr eingeschränkt, deutlich seine Meinung zu sagen. Auch hänselten die Mitschüler ihn deswegen. Der Auftrag war schnell geklärt: Er wollte das Stottern loswerden.

Nach der Überkreuzübung und dem Klopfen aller Punkte, einer Zwischenentspannung mit Augenrollen, dem Rückwärtszählen von 5 und dem Summen reduzierte sich sein Stress bezüglich des Stotterns schon ein wenig, deswegen wiederholten wir die Klopfreihe ein zweites Mal.

Sein Selbstbestätigungssatz lautete: *»Auch wenn ich immer noch stottere, bin ich ein toller Typ!«* Der Erinnerungssatz *»In mir steckt das Potenzial, frei und flüssig zu reden!«* machte ihn sichtlich stolz und zufrieden.

Um eventuell noch versteckte Blockaden ausfindig zu machen und sie möglicherweise aufzulösen, bot ich ihm den Kognitions-Kongruenz-Test (KKT) an. Bei diesem von Michael Bohne entwickelten PEP-Tool zur Prüfung, ob kognitive Aussagen und unbewusste innere Haltungen kongruent sind, entscheidet der Klient selbst ganz spontan, ob der Satz sich für ihn stimmig (kongruent) anfühlt, die Ampel sozusagen auf Grün ist, oder ob es unstimmig (inkongruent) ist, die Ampel also auf Rot steht. In der Regel zeigt sich an der Art und Weise, wie jemand die Frage ausspricht, schon die Antwort, ob der Satz kongruent ist oder nicht. Michael Bohne benutzt diesen KKT als eine Art »Probebohrung« in das unbewusste Konfliktfeld. Dadurch, dass die Autonomie komplett beim Klienten bleibt (er entscheidet alleine, ob stimmig oder nicht), sieht man bei diesem ja eigentlich aufdeckenden Verfahren fast nie Abwehrreaktionen oder Widerstand.

Wir testeten also sein Anliegen »frei und flüssig sprechen!«.

Dabei bot ich ihm folgende provokative Testsätze an, die er selbst laut aussprach, um dabei zu spüren, ob sie stimmig seien oder nicht.

»Ich möchte frei und flüssig sprechen.«

»Ich werde ...«

»Ich habe es verdient ...«

»Meine Mutter/Vater/Geschwister erlauben mir ...«

»Ich habe alles, was ich brauche, ...«

»Ein Teil von mir hält an dem Problem fest, ...«

»Das Stottern ist wichtig als letzter Zeuge, dass mir etwas Schlimmes widerfahren ist!«

Bei all diesen Testsätzen standen seine Ampeln auf Grün, sodass wir die Stunde mit dem Satz »*Ich habe die Fähigkeit, frei und flüssig zu sprechen*« beendeten.

Zwei Wochen später kam Emil wieder zur Therapiestunde und erzählte mir von seinen Erlebnissen in der Schule. Mir fiel auf, dass er deutlich weniger ins Stocken kam. Ich fragte ihn deswegen nach seiner Selbstwahrnehmung. Er selbst hatte auch das Gefühl, er stottere deutlich weniger, und bezifferte es auf ein Reststottern von 30 %. Er war mit dieser Verbesserung sehr zufrieden und wollte dann noch ein anderes Problem loswerden. Daher bearbeiteten wir seinen Wunsch, alleine nach Berlin fahren können. Er war sichtlich genervt, dass sein 2 Jahre jüngerer Bruder schon alleine nach Hamburg fahren kann und er sich wegen allem Möglichen »in die Hose machte«, wie er sich ausdrückte.

Er benannte seine Angst, alleine im Zug zu sitzen, womöglich in den falschen Zug einzusteigen und mit fremden Menschen reden zu müssen. Zusätzlich formulierte er seine Überforderung durch Menschenansammlungen.

Der Auftrag war klar: »Ich möchte alleine nach Berlin reisen!«

Wir bereiteten das Klopfen mit der Überkreuzübung vor, und nach dem Klopfen aller Punkte sank sein Stresslevel bei dem Gedanken an eine Fahrt alleine nach Berlin auf 2.

Sein Selbstbestätigungssatz lautete: »*Auch wenn ich noch immer ein kleinwenig unsicher bin bei dem Gedanken, alleine auf Reisen zu gehen, bin ich ein toller Typ!*«

Gestärkt mit dem Erinnerungssatz »*In mir steckt das Potenzial, alleine auf Reisen zu gehen!*« kam er 14 Tage später stolz zur Therapie: Er war alleine in Berlin gewesen und hatte u. a. im Naturkundemuseum gezeichnet.

Er beeindruckte mich nicht nur mit der Tatsache, dass er die Zugfahrt und den Aufenthalt in Berlin geschafft hatte, sondern auch mit einer farbenfrohen Zeichnung aus dem Museum zurückkam (s. Abb. 19).

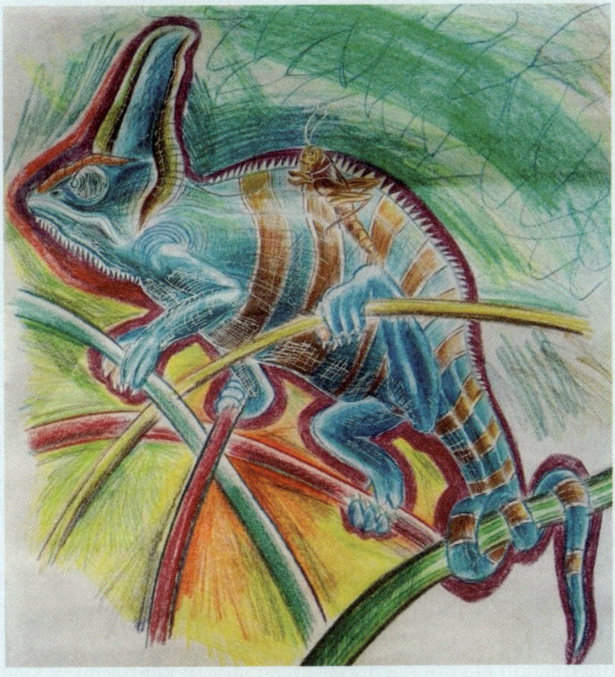

Abb. 19: Zeichnung aus dem Museum

8 Kompetenzen im Alltag steigern

In der Therapie von Kindern und Jugendlichen ist es wichtig, nicht nur das Kind/den Jugendlichen zu unterstützen, sondern sein gesamtes Lebensumfeld mit einzubeziehen, um durch intensive Zusammenarbeit mit den Bezugspersonen in allen Lebensbereichen entwicklungsförderliche Bedingungen zu schaffen.

Gelassenheit der Eltern fördern

Für alle Eltern ist die Begleitung ihrer Kinder immer mal wieder eine Herausforderung. Arbeit, Haushalt und Kinder zu managen ist für alle Eltern ein Drahtseilakt, der bewältigt sein will. Je nachdem, welche guten Erfahrungen man selbst in seiner Kindheit sammeln konnte, ist man mit mehr oder weniger gutem »Rüstzeug« ausgestattet, um diese Aufgabe zu bewältigen. Zu den vielen schwierigen Situationen, die es in der Begleitung von Kindern geben kann, ist allerdings mit der digitalen Technik ein neues Phänomen hinzugekommen. Eltern sind gefordert, ihren Kindern den bewussten Medienumgang frühzeitig beizubringen. Das fällt vielen Eltern noch schwer, da sie selbst in ihrer Kindheit nicht mit dieser Technik großgeworden sind. Im Alltag scheint diese Technik, bzw. der Umgang damit in den meisten Familien immer wieder Dauerthema Nummer 1 zu sein.

Hilfreich ist es, wenn wir als Eltern die Stressmomente, die wir mit unseren Kindern haben, genauer betrachten. Vielleicht stellen wir dann fest, dass wir selbst maßgeblich zu diesem Stress beitragen. Oft passiert es, dass kleine Kinder den durchgeplanten Tagesablauf der Eltern (noch) nicht akzeptieren können oder wollen. Es ist längst Zeit, zum Kindergarten aufzubrechen, aber das Kind zieht sich einfach nicht an. Dann spiegeln uns die Kinder in solchen Momenten unsere Schwachstellen, die wir sonst gar nicht so ohne Weiteres sehen oder sie eben auch nicht sehen wollen.

Ein Kind aus dem Autismus-Spektrum großzuziehen bietet noch zusätzliche Herausforderungen. Viele Mütter von autistischen Kindern erzählten mir, dass sie schon in der Schwangerschaft Unterschiede spürten. Sie beschreiben das mit »irgendetwas ist anders«

oder »es fühlt sich merkwürdig an«. Genauer können sie es nicht beschreiben. Wenn das Kind auf der Welt ist, freuen sich manche Eltern, dass das Baby so ruhig und ganz in sich selbst versunken wirkt. Spätestens, wenn das Kind ins Krabbelalter kommt und die Welt aber so gar nicht entdecken will, machen sich die Eltern jedoch Sorgen. Mit zunehmendem Alter des Kindes wachsen diese Sorgen zu Ängsten und Ohnmachtsgefühlen gegenüber den Verhaltensauffälligkeiten des Kindes. Diese Auffälligkeiten haben meist massive Auswirkungen auf die Eltern. Oft wird ihnen Schuld dafür zugeschoben. »Sie müssen nur mal richtig konsequent sein!« – ein Horrorsatz für viele Eltern mit einem autistischen Kind.

Ich bin okay!

Eine Mutter berichtete mir bei einem Beratungsgespräch sehr aufgewühlt, dass jemand mit diesem Satz auf sie zugegangen sei: »Sie müssen nur mal richtig konsequent sein!« Ich konnte ihre Gefühlswallungen sehr gut nachvollziehen. Denn ausgerechnet diese Mutter war im Umgang mit ihrem Sohn extrem achtsam und beeindruckte mich immer wieder mit kreativen Ideen, wie sie ihrem Sohn den Kontakt zu anderen Menschen ermöglichen wollte. Wir sprachen darüber, wie man auf solche Sätze reagieren kann. Für diese Mutter war es dabei schon hilfreich, sich mit jemanden auszutauschen, der ihre Sichtweise versteht.

Um darauf mit einem selbstbewussten Satz kontern zu können, bedarf es sicher einiger Übung. Geeignete Beispiele wären »Haben Sie sich schon mal zum Thema Autismus informiert?« oder »Probieren Sie doch mal den folgenden Satz aus: Auch wenn mein Kind gerade einen schwierigen Moment hat, liebe ich es so, wie es ist, und behalte den Überblick!«. Wenn man es mit Humor nehmen kann, könnte man vielleicht auch sagen: »Manchmal möchte man selbst wieder ein Kind sein, das sich auf den Boden schmeißt, oder?«

Aber in den meisten Fällen sind die Eltern erst mal wie vor den Kopf gestoßen und haben leider nicht diese Leichtigkeit, so mit der Situation umzugehen.

In der Regel haben Eltern es bei ihren autistischen Kindern selbst schon mit Konsequenz versucht. Leider können diese Kinder aber nicht nach der Norm reagieren. In der Regel bekommen sie die volle Wucht zu spüren, welche Auswirkungen die autistische Wahrnehmung des Kindes hat. Je älter das Kind wird und je mehr Erfahrung die Eltern mit ihrem Kind gesammelt haben, umso mehr ziehen sie sich von diesen vermeintlich gutmeinenden, aber wenig hilfreichen Ratgebern zurück. Die Folge ist ein zunehmender Verlust sozialer Kontakte und soziale Isolation.

Zusätzlich erschwerend ist die verzögerte Selbständigkeitsentwicklung des Kindes. Manchmal erfordert ein fehlendes Gefahrenbewusstsein des Kindes ständige Beaufsichtigung. Die Eltern sind mit alltäglichen Verhaltensproblemen konfrontiert, wie zum Beispiel essen von als nicht essbar eingestuften Dingen und Wutanfällen während des Einkaufes oder Arztbesuches. Es gilt, einen individuellen Umgang mit autoaggressiven und selbstverletzenden Verhalten zu finden. Ganz abgesehen von den vielen Herausforderungen, die der Schulbesuch eines autistischen Kindes auch an die Eltern stellt (s. Kapitel 8 »Kompetenzen im Alltag steigern«).

Eine Umwelt, die die Besonderheiten von Autismus verstanden hat und deren Auswirkungen akzeptiert, kann viele Ängste und Stressphänomene der Betroffenen deutlich reduzieren. Dazu möchte ich folgenden Vergleich bemühen: Nehmen wir mal an, autistische Menschen wären wie Blinde, die nicht wissen, dass andere sehen können. Dennoch spüren sie, dass sich die Umwelt anders verhält. Wenn die sehenden Menschen selbstverständlich davon ausgehen, dass die Betroffenen auch sehen können, reagieren sie dann in der Art: »Mach doch die Augen auf« oder »Guck doch genau hin« oder »Das musst du doch gesehen haben?!«.

Durch diese Anforderungen werden die existenziellen Ängste der Betroffenen und ihrer Eltern noch potenziert, und es entstehen zusätzlich belastende Gefühle von Verwirrung und Einsamkeit.

Eltern stehen permanent vor der Herausforderung, den heftigen Widerstand des Kindes gegenüber den kleinsten Veränderungen zu meistern. Die eigenen Zukunftssorgen, Paarkonflikte und Schuldgefühle gegenüber Geschwisterkindern erschweren die Situation zusätzlich.

Um dies alles meistern zu können, ist es hilfreich, sich von alten Glaubenssätzen und destruktiven Gedanken zu befreien. Ein Wechsel von der Defizitorientierung zur Potenzialentfaltung und das Nutzbarmachen eigener Ressourcen ist dabei, genau wie bei den Kindern, sehr förderlich.

Als besonders hilfreich hat es sich erwiesen, die von Michael Bohne (2020) entwickelten »Big Five«-Lösungsblockaden« abzufragen und zu bearbeiten. Denn mindestens eine dieser Lösungsblockaden ist auch bei uns Eltern immer vorhanden, wenn wir mit unserem »Erziehungs-Latein« am Ende sind.

Zu diesen diese »Big Five« gehören:

1) Selbstvorwürfe
2) Fremdvorwürfe
3) Erwartungshaltung an andere
4) inneres Schrumpfen auf ein jüngeres Ich
5) Loyalitäten

Sehr häufig neigen wir dazu, uns selbst Vorwürfe zu machen. Zusätzlich zu dem eigentlichen Problem geißelt man sich sozusagen noch freiwillig, indem man sich deswegen auch noch schlechtmacht. Diese **Selbstvorwürfe** kosten zusätzliche Energie, die für andere Entscheidungen dann fehlt.

Auch Vorwurf an andere lösen in der Regel nicht das Problem, das man gerade hat. Dem anderen (der Mutter, dem Vater, der Schwester, dem Lehrer etc.) die Schuld zuzuschieben führt dazu, dass man diese Person als Täter und sich selbst als Opfer sieht. Die meisten **Fremdvorwürfe** bedeuten also nichts anderes, als sich als Opfer zu sehen, und das hat leider eine sehr schwächende Wirkung. Nur wenn Fremdvorwürfe uns stärken, sind sie sinnvoll.

Bei **Erwartungen an andere** haben wir ein Ziel definiert, das andere zu erfüllen haben. Wir selbst können zu diesem definierten Ziel nichts beitragen. In dieser Erwartungshaltung muss der andere dafür sorgen, dass das Ziel erreicht wird – und zwar genau so, wie wir uns das wünschen. Leider tragen wir so selbst dazu bei, dass wir vom anderen abhängig sind. Der andere hat dann Macht über unsere Gefühle. Denn wenn er nicht tut, was wir erwarten, löst das oft heftige Gefühle wie Wut und Ohnmacht aus. Auch wenn die Erwartungen berechtigt erscheinen oder tatsächlich berechtigt sind, trägt eine Erwartungshaltung wunderbar dazu bei, sich selbst als ohnmächtig zu erleben.

Wenn wir uns in herausfordernden Situationen plötzlich nicht mehr wie der erwachsene Mensch, der wir gerade sind, verhalten, sondern kindliche Anteile übermächtig werden, sind wir innerlich auf ein **jün-**

geres Ich geschrumpft. Wir sind sozusagen in Sekundenschnelle mit einer Zeitmaschine in eine längst vergangene Zeit gerast. Interessanterweise bekommen wir das selbst oft nicht mit. Ohnmachts- oder Schuldgefühle – ausgedrückt in Sätzen wie »Ich schaffe es nicht!«, »Ich darf doch nicht« oder »Das tut man doch nicht!« – können ein Indiz für gewisse Schrumpftendenzen sein. Folge dieser »Zeitreise« ist jedoch immer, dass man nicht alle Kraft zur Verfügung hat, die man entsprechend seinem Lebensalter haben könnte. Dies kann also auch eine massive Blockade darstellen.

Immer wieder erlebe ich es, dass **Loyalitäten** zu nahestehenden Personen den Weg dazu verstellen, eigene Ziel zu erreichen. Aus Loyalität glaubt man, dies oder jenes nicht erreichen zu dürfen, da man dann womöglich die Zugehörigkeit verlieren könnte. Doch ist es wenig hilfreich, dem anderen zuliebe sein eigenes Potenzial nicht zu entfalten.

Wir alle haben mindestens eine, in der Regel jedoch mehrere dieser Blockaden in uns. Sobald diese Blockaden gelöst sind, können wir uns wieder kreativer und mit mehr Leichtigkeit den alltäglichen Konflikten oder Herausforderungen nähern und Lösungen finden.

PEP hat sich in Verbindung mit positiven Affirmationen als ausgesprochen wirksame und nützliche emotionale Selbsthilfe erwiesen. Eltern erleben, wie sie sich selbst regulieren und aus dem Teufelskreis von Selbst- und Fremdvorwürfen, gepaart mit zu hohen Erwartungen, aussteigen können. Die dadurch erlangte Sicherheit ermöglicht es auch in schwierigen Situationen, handlungsfähig zu bleiben oder es zumindest schneller wieder zu werden.

Bei genauerem Hinsehen ist bei uns Eltern mindestens einer der Faktoren aus den »Big Five« aktiv. Das folgende Beispiel schildert, wie man diese Faktoren erkennen und auflösen kann.

Ungewollte Zeitreise

In einem Beratungsgespräch mit der Mutter eines Therapiekindes beklagte diese sich über ihre eigenen Eltern. Sie war genervt von dem Desinteresse ihrer Mutter gegenüber ihren eigenen Bedürfnissen. Auch machten sie die Ansprüche, die ihr Vater an sie richtete, wütend. Aufgeregt, fast atemlos schilderte sie mehrere Beispiele, was ihre Eltern alles machten oder auch nicht machten. Zusätzlich beschwerte sie sich, dass sie doch kein kleines Mädchen mehr sei, sondern eine erwachsene Frau mit 33 Jahren. Doch fand sie ihr eigenes Verhalten gegenüber ihren Eltern kindisch und alles andere als souverän. Ihr Stresslevel lag bei 8 bis 9.

Da sie das Klopfen schon kannte, begannen wir mit der Überkreuzübung und suchten nach einem Selbstbestätigungssatz. »*Auch wenn ich mich bei meinen Eltern wie ein kleines Kind verhalte, liebe und akzeptiere ich mich so, wie ich bin!*« war mein erstes Angebot. Der zweite Teil des Satzes gefiel ihr nicht. Auch eine Verdünnung des zweiten Teils – wie zum Beispiel »*fange ich an, mich zu lieben*« oder »*sagen Wissenschaftler, dass es gut wäre, mich zu lieben*« – löste bei ihr keine Entspannung aus. Daher suchte ich einen Satz aus, der die Grundbedürfnisse nach Sicherheit und Autonomie anspricht. Besser fand sie: »*… bleibe ich in Sicherheit und gehe meinen eigenen Weg!*« Also lautete ihr Satz: »*Auch wenn ich mich bei meinen Eltern wie ein kleines Kind verhalte, bleibe ich in Sicherheit und gehe meinen eigenen Weg!*«

Nach einem Klopfdurchgang und der Zwischenentspannung war ihr Stresslevel schon spürbar gesunken. Auf die Frage, ob sie sich wegen des kindischen Verhaltens einen Vorwurf mache, antwortete sie zunächst, dass sie sich keinen Vorwurf machen würde, dass es doch aber schon blöd sei, denn schließlich sei sie doch 33 Jahre alt und nicht ein kleines Kind von 3.

Also versuchten wir es mit folgendem Satz weiter:

»*Auch wenn ich es blöd finde, dass ich mich wie drei verhalte, liebe und akzeptiere ich mich, wie ich bin.*« Ja, das konnte sie problemlos aussprechen. Ich stellte ihr die Frage, ob sie in solchen Situationen bislang nicht anders konnte oder nicht anders wollte. »Ich kann dann einfach nicht anders, es ist, als ob sich etwas in mir umschaltet!« Wenn man nicht anders kann, dann macht es doch auch keinen Sinn, sich deswegen blöd zu fühlen bzw. sich selbst schlechtzumachen, erklärte ich ihr. Im Folgenden bot ich ihr die Verzeihübung an: »*Jetzt verzeihe ich mir voll und ganz, da mir jetzt klar wird, dass ich nicht anders konnte, und dazu stehe ich jetzt!*«

Im Laufe des Gesprächs stellte sich heraus, dass sie sich immer, wenn sie ihre Muttersprache hörte, plötzlich wie ein kleines Kind verhielt.

Ich bat sie, folgenden Satz nachzusprechen und zu prüfen, wie er sich anfühlt:

»*Auch wenn mich meine Muttersprache an alte Zeiten erinnert, bleibe ich in Sicherheit und gehe meinen eigenen Weg!*« Sie wurde zusehends lockerer, und mit sehr viel Lachen und Spaß fanden wir den Satz:

»*Es ist das Jahr 2019! Ich bleibe 33! Die 3 klaut mir keiner mehr!*«

In weiteren Beratungsgesprächen erzählte sie mir von Begegnungen mit ihren Eltern, in denen sie sich nun erwachsen und souverän verhalten konnte.

Besonders kräftezehrend ist es, wenn man sich selbst mit Vorwürfen schlechtmacht, in der Opferhaltung verharrt und gleichzeitig nicht auf seine Lebenserfahrung zurückgreifen kann. Wenn dann noch Loyalitäten zur Ursprungsfamilie hinzukommen, sind die »Big Five« vollständig:

Full house

Die Mutter eines autistischen 18-jährigen Mädchens kam zu mir in die Beratung. Sie machte sich große Sorgen um ihre Tochter. Zum Zeitpunkt der Kontaktaufnahme verweigerte die Tochter den Schulbesuch auf einer Privatschule, an der sie den Hauptschulabschluss erlangen sollte und lebte zunehmend isoliert alleine in ihrem Zimmer. Sie widersetzte sich sogar dem gemeinsamen Essen.

Die Mutter machte sich schwere Vorwürfe, was sie alles bei ihrer Tochter falsch gemacht habe. Sie habe die falsche Schule gewählt, da die Tochter auf dem Gymnasium gescheitert war. Auch habe sie das Kind nicht vor Mobbingattacken in der Schule schützen können. Diese zunehmenden Attacken ihrer Mitschüler setzten dem Mädchen so zu, dass man der Mutter einen psychiatrischen Klinikaufenthalt für die Tochter empfahl. Nach diesem stationären Aufenthalt ging es dem Mädchen noch schlechter, und die Mutter machte sich Vorwürfe, dass sie das Mädchen in diese Klinik geschickt hatte.

Nach der Erläuterung der »Big Five« und meiner Vergewisserung, ob sie ihre Blockaden lösen möchte, formulierte ich eine erste Selbstaffirmation: »*Auch wenn ich mir total vorwerfe, dass ich alles falsch gemacht habe, was man nur falsch machen kann, liebe und akzeptiere ich mich, wie ich bin.*« Diesen Satz mochte die Mutter nicht aussprechen. Ich fragte nach, an welchem Teil des Satzes es scheitere. Für sie sei es unmöglich, sich zu lieben, wenn sie doch so viele Fehler gemacht habe. Daher versuchten wir es mit einer »Verdünnung« des zweiten Teils. Mein zweites Angebot »*... würde ich mich gerne in Zukunft so lieben und akzeptieren, wie ich bin*« fand sie viel stimmiger. Beim Aussprechen des ganzen Satzes war ihr schon eine gewisse Entspannung anzusehen.

Nun fragte ich sie, ob sie zum Zeitpunkt der jeweiligen Entscheidung nicht anders konnte oder nicht anders wollte, als sich so zu entscheiden, wie sie es getan hatte.

Mit sehr deutlicher Bestimmtheit wusste sie, dass sie nicht anders gekonnt hatte. Sie wusste ja nicht, dass ihre Tochter im Autismus-Spektrum ist und somit eine autismusspezifische Förderung in der Schule benötigt hätte. Ich erklärte ihr die folgende Verzeihübung. Wenn man den ersten Teils des Satzes ausspricht, klopft man auf den linken Zeigefinger, beim »dazu stehe ich« hebt man die rechte Hand.

»Und jetzt verzeihe ich mir voll und ganz, da mir jetzt klar wird, dass ich nicht anders konnte, und dazu stehe ich jetzt!«

Ihre Augen strahlten, und man konnte sehen, dass sich etwas in ihr gelöst hatte.

Doch blitzschnell änderte sich ihr Gesichtsausdruck wieder in eine leidende Miene. Sie begann, wütend zu erzählen, dass in der Klinik, die dem Mädchen doch helfen sollte, so vieles schiefgelaufen sei. Ein Arzt habe dort zwar den Verdacht auf Autismus geäußert, dies sei jedoch nicht weiter abgeklärt worden. Mein Angebot, diese Fremdvorwürfe zu bearbeiten, nahm sie auch wieder dankend an.

Erneut machte ich ein Angebot:

»Auch wenn ich den Ärzten in der Klinik vorwerfe, dass sie meine Tochter nicht richtig behandelt haben, würde ich mich gerne in Zukunft so lieben und akzeptieren, wie ich bin.«

Diesmal entschied sie, dass der zweite Teil *»liebe und akzeptiere ich mich so, wie ich bin«* genommen werden sollte. Also sprach sie laut den Satz aus:

»Auch wenn ich den Ärzten in der Klinik vorwerfe, dass sie meine Tochter völlig falsch diagnostiziert und behandelt haben, liebe und akzeptiere ich mich so, wie ich bin.«

Diesen Satz auszusprechen machte ihr sichtlich Freude.

Bei der Frage, ob die Ärzte ihrer Meinung nach nicht anders konnten oder wollten, kam sie ins Grübeln. Es kam ihr ein bisschen wie eine Mischung vor.

Daher benutzten wir folgende Übung zum Loslassen von Vorwürfen gegenüber anderen.

»Auch wenn die Ärzte nicht anders konnten oder auch nicht anders wollten, als meine Tochter nicht gründlich zu untersuchen, liebe und akzeptiere ich mich so wie ich bin und lasse ich die gesamte Verantwortung für deren Art der Diagnostik bei denen, denn die sind die auf Diagnostik spezialisiert und ich bin Mutter und übernehme nur den Teil der mütterlichen Verantwortung.«

Wieder war eine deutliche Entspannung spürbar. Doch auch dieses Mal hielt es nicht lange an, da es in der Mutter weiter »grummelte«. Ihre Wut und Ohnmacht den Behandlern in der Klinik gegenüber schien sich noch nicht aufgelöst zu haben. Daher klärten wir ihre Erwartungshaltung.

Berechtigterweise hat man bei einer spezialisierten Klinik die Erwartung, dass dem Kind dort geholfen wird. Geschieht das aus welchen Gründen auch immer jedoch nicht, können Gefühle wie Ärger oder Wut Energie freisetzen, die man aktiv gegen Fehlverhalten oder Ungerechtigkeiten einsetzen kann. Das heißt, sie geben einem die Kraft, in die Auseinandersetzung mit dem Verantwortlichen zu gehen (in dem Fall in die Auseinandersetzung mit dem Arzt).

Hadert man jedoch lange nach dem Vorfall (in diesem Fall lag der Klinikaufenthalt schon 2 Jahre zurück), erreichen diese Gefühle in der Regel nicht mehr denjenigen, der dafür verantwortlich ist.

Dies zu verstehen ist für den Betroffen meist leichter, wenn ich folgendes Szenario beschreibe: »Der Verantwortliche hat wahrscheinlich eine völlig andere Wahrnehmung der Situation und kann sich im schlimmsten Fall noch nicht mal mehr an die Klientin erinnern. Sie hingegen, die Mutter, leiden und haben vor lauter unerfüllter Erwartungshaltung keine Energien, fühlen sich ohnmächtig und der Situation ausgeliefert.«

Die Mutter erkannte, dass sie mit diesen Erwartungen »gefangen« war. So begannen wir, diese zu bearbeiten.

»Auch wenn ich die berechtigte Erwartung hatte, dass meiner Tochter in der Klinik geholfen wird, liebe und akzeptiere ich mich so, wie ich bin.« Den Satz konnte sie gut aussprechen, und er war auch stimmig für sie.

»Auch wenn ich dadurch ein Ziel formuliert habe, das ich nicht selbst erreichen kann, liebe und akzeptiere ich mich, wie ich bin.« Auch der Satz gefiel ihr gut.

Aber erst folgender Satz veränderte ihre Stimmung: *»Auch wenn ich dem Typen dadurch eine Fernbedienung über meine Gefühle in die Hand gegeben habe und ich dadurch immer noch und immer wieder wie auf Tastendruck in Ohnmachtsgefühle komme, liebe und akzeptiere ich mich so, wie ich bin (l.u.a.i.m.s.w.i.b)«*

Bei der Steigerung *»Auch wenn ich mich dadurch ein wenig versklavt habe, l.u.a.i.m.s.w.i.b.«* fing sie an zu lachen. Ihre Anspannungs- und Ohnmachtsgefühle hatten sich spürbar gelöst. Damit sie sich auch im Alltag daran erinnern würde, fragte ich sie, welches Bild für sie »Versklavung« darstellt. Ihr kam schnell das Bild einer Kette mit einer Gewichtskugel daran.

Aus meiner Materialsammlung suchte sie sich nun eine alte Kette und eine schwarze, dicke Perle, die sie mit einem Faden an der Kette befestigte. Zusätzlich gefiel ihr der Satz: *»Die Ketten der Sklaverei habe ich gelöst. Andere bestimmen nicht mehr über mich.«*

Das kleine Stück Kette erinnerte sie nun immer wieder daran, nicht anderen die Macht über ihre Gefühle zu geben und sich dadurch Energie rauben zu lassen.

Diese Kette war auch im Kontakt zur Tochter wichtig. Die junge Frau war gerade in einer sehr schwierigen Phase. Ihre Unzufriedenheit mit sich und der Welt ließ sie immer wieder an der Mutter aus. Auf der einen Seite musste ihr die Mutter bei vielen alltäglichen Verrichtungen helfen (Wäsche raussuchen, Zähneputzen etc.). Gleichzeitig meckerte sie jedoch an allem herum, was die Mutter machte. Es war also wichtig, dass die Mutter sich nicht wieder versklavte. Immer wieder, wenn die Tochter sich teilweise sehr ungehalten von der Mutter abwendete, erinnerte das Kettchen in der Hosentasche an ihre »Befreiung aus der Sklaverei«. Bei diesem Gedanken kam ihr auch immer wieder ein Schmunzeln, wie sie mir berichtete, und sie konnte die Erwartungen an die Tochter loslassen.

Bei den Erzählungen über ihre Tochter fiel mir auf, dass die Mutter immer wieder sehr unsicher wirkte. Auf meine Frage, wie alt sie sich in so einer Auseinandersetzungssituation mit ihrer Tochter denn fühle, kam die überraschende Antwort »höchstens wie 20, eher 13 oder 14!« Erstaunlicherweise fühlte sie sich also jünger, als ihre Tochter gerade war.

Hierfür suchten wir nach einer passenden Affirmation zur Selbstbestätigung:

»Auch wenn ich im Kontakt zu meiner Tochter immer wieder auf deren Alter schrumpfe und vergesse, dass ich 30 Jahre älter bin, liebe und akzeptiere ich mich, wie ich bin.«

Als Erinnerungssatz formulierten wir:

»Ab jetzt bleibe ich die erwachsene Frau und Mutter mit satten 50 Jahren Lebenserfahrung.«

Dieser Satz tat ihr deutlich gut, sie saß mir mit bemerkenswert größerer Spannkraft gegenüber. Im Gespräch wurde ihr deutlich, dass sie in Auseinandersetzungen immer an die Streitereien mit ihrem Vater erinnert wurde. Dieser war ein alkoholabhängiger Mann gewesen, der seine Tochter immer klein gemacht hatte. Aus dessen traumatischer Geschichte, geprägt vom Suizid seines Vaters und der Flucht mit der Mutter, war sein Handeln zwar zu verstehen, aber auch hier war es wichtig, die Verantwortung bei ihm zu belassen. Zusätzlich bearbeiteten wir die Loyalitäten zu ihm. Diese innere Verbundenheit stellte sich auch als ein Art Blockade dagegen dar, ein erfülltes Leben haben zu dürfen.

Michael Bohne nennt diese Art von Loyalitäten parafunktionale Loyalitäten, also eine für die eigene Entwicklung einschränkende innere Verbundenheit (Bohne 2020). Im Falle dieser parafunktionalen

Loyalitäten erweisen sich Selbstbestätigungsübungen als sehr hilfreich.

Ich bot der Mutter wieder einen Satz zum Nachsprechen an.

»Auch wenn ich mir aus Verbundenheit zu meinem Vater nicht erlaube, die erwachsene Frau mit 50 Jahren Lebenserfahrung zu sein, liebe und akzeptiere ich mich so, wie ich bin.«

Bei diesem Satz kamen ihr Tränen. Sie trauerte um ihren Vater, der so viel Schlimmes erlebt hatte, aber auch um den Wunschvater, den sie nie gehabt hatte.

Mein Angebot, einen neuen Kraftsatz zu finden, um wieder neue Energien zu sammeln, begrüßte sie sehr.

»Wenn ich jetzt die erwachsene, 50-jährige erfahrene Frau und Mutter bleibe, tue ich dies auch in Würdigung des Leid meines Vaters.«

Nach und nach konzentrierte sich die Mutter nach Bearbeitung der »Big Five« wieder auf ihre eigenen Bedürfnisse. Sie nahm sich wieder Zeit, Musik zu machen, fuhr wieder Fahrrad und suchte sich eine Arbeit. Nach einer schweren Krise überwand die Tochter ihre Magersucht und ist nun auf einem guten Weg, ihr Leben aktiv zu gestalten.

Geschwister aufklären und stärken

So, wie die Eltern von autistischen Kindern von einer Unterstützung von außen profitieren können, benötigen auch die Geschwister manchmal Hilfe, um einen anderen Blickwinkel auf die Besonderheit ihrer Geschwister einnehmen zu können. Oft sind die Geschwister von Kindern mit Autismus-Spektrum-Störungen mit komplexen Problemen konfrontiert. Sie verstehen ihre Geschwister und deren ungewöhnliches Handeln nicht. Immer wieder müssen sie damit zurechtkommen, dass ihr Bruder bzw. ihre Schwester sie barsch abweist, beleidigt oder sogar körperlich attackiert. Auch außerhäusliche Aktivitäten sind aufgrund der Verhaltensschwierigkeiten des Bruders/der Schwester oft eingeschränkt.

Den Eltern, die im autismusspezifischen Strudel von Aufpassen, Organisieren und Funktionieren mitgerissen werden, fehlt häufig Zeit und Energie, sich auch um das Geschwisterkind adäquat zu kümmern. Meist sind sich Eltern von autistischen Kindern dieser Problematik bewusst, können jedoch kaum etwas daran ändern.

Wie viel Mühe sich die Eltern auch geben – es ist schwierig, dem Kind/den Kindern ohne Autismus gerecht zu werden. Die Geschwister entwickeln unterschiedliche Strategien, wie sie mit der speziellen Familiensituation umgehen.

Die einen zeigen eine auffällige Hilfsbereitschaft und Verständnis für Schwächere. Diese Kinder kümmern sich um ihre Geschwister, ergreifen deren Partei und verteidigen sie in schwierigen Situationen. Sie versuchen, möglichst wenig Aufsehen zu erregen, sind freundlich und fürsorglich. Ihre Loyalität zu den Geschwistern kann zu Selbstüberforderung, geringem Selbstwertempfinden und Schuldgefühlen führen.

Andere Geschwisterkinder entwickeln sich zu einem zweiten »Problemkind«. Ihre Überforderung zeigten sich in Wutanfällen, Aggressionen gegen sich und andere und in ständigen Provokationen. Schlechte Schulleistungen bis zu Schulabbruch können die Folge sein. Im Glauben, für ihre Eltern eine zusätzliche Belastung darzustellen, holen sie sich nicht die dringend benötigte Hilfe.

Einige Geschwister versuchen, die eigenen Konflikte zu ihrem Geschwisterkind zu lösen, indem sie sich im Alltag weitestmöglich distanzieren. Sie wenden sich nicht nur äußerlich von ihm ab, sondern distanzieren sich auch innerlich und vermeiden es dann, mit Freunden oder mit Mitschülern über die eigenen Geschwister zu reden.

Eine weitere Herausforderung für die gesamte Familie ist die unterschiedliche Entwicklung der Kinder. Die Entwicklung zur Selbstständigkeit kann möglicherweise beim jüngeren Kind ohne Autismus schneller erfolgen als beim älteren, autistischen Geschwister. In der Therapie thematisieren autistische Jugendliche, sie würden sehr genau merken, dass ihre jüngeren Geschwister bereits Fähigkeiten haben, die sie nicht haben. Sie merken zum Beispiel selbst, dass es ihnen sehr schwer fällt, Freunde zu finden, während die Geschwisterkinder damit selten Probleme haben. Dies kann Trauer, aber auch Wut aufseiten der autistischen Kinder genauso wie Schuldgefühle bei den Geschwistern auslösen.

Hilfe von außen kann für die Geschwisterkinder eine Entlastung darstellen. Ansprechpartner können spezielle Geschwisternetzwerke sein, wie zum Beispiel das »Netzwerk für die Versorgung schwerkranker Kinder und Jugendlicher« mit Sitz in Hannover. Dort werden auch spezielle Freizeiten für Geschwisterkinder angeboten.

Autismus-Therapeuten kennen sich mit den Herausforderungen autistischer Kinder aus und können die Geschwisterkinder über den Autismus altersgerecht aufklären.

Kindgerechte Aufklärung: Mit Kindern über Autismus sprechen

Kinder nehmen erstaunlich schnell wahr, wenn andere Kinder oder aber auch Erwachsene sich irgendwie anders verhalten als der Rest.
Besonders in Schule und Kindergarten ist es umso wichtiger, dass alle – Kinder und Erwachsene – über Autismus Bescheid wissen, wenn ein Kind mit einer Autismus-Diagnose in der Klasse ist. Oft sind die Erwachsenen verunsichert, wie man das Verhalten der autistischen Kinder beschreiben kann.

Deswegen hier eine mögliche Form, wie man es mit leichten Worten erklären kann:

»Wir alle nehmen unsere Umwelt mit den Sinnesorganen Augen, Ohren, Nase, Mund und Haut wahr. In unserem Gehirn werden diese Reize verarbeitet. Es gibt Menschen, da werden die Reize im Gehirn anders verarbeitet. Das kann dazu führen, dass sie Geräusche viel lauter hören als wir. Oder dass sie Gerüche viel intensiver riechen. Es kann sogar geschehen, dass sie Gerüche auch als Geschmack wahrnehmen. Auch kann es vorkommen, dass alle Eindrücke auf einmal im Gehirn verarbeitet werden müssen.

Kinder mit Autismus haben daher oft ganz viel in ihrem Kopf und wissen nicht, was nun das Wichtigste ist. Das macht ihnen manchmal Angst. Einige Kinder mit Autismus können nicht sprechen. Wenn sie uns etwas sagen wollen, dann machen sie das ohne Worte. Es gibt aber auch Kinder mit Autismus, die sehr gut sprechen können. Sie verstehen es am besten, wenn wir ihnen mit wenigen Worten genau sagen, was wir wollen.

Kinder mit Autismus mögen es sehr, wenn sie genau wissen, was am Tag alles passiert. Es verunsichert sie sehr, wenn sich dann etwas ändert. Das macht ihnen Angst. So kann es sein, dass sie jeden Tag um die gleiche Uhrzeit essen oder immer am selben Platz sitzen wollen. Es ist wichtig zu wissen, dass ihnen das Sicherheit gibt. Diese Gewohnheiten helfen ihnen, schwierige Situationen auszuhalten. Andere Menschen brauchen auch Hilfsmittel, wie Brillen, Hörgeräte oder Rollstühle. Kinder mit Autismus brauchen ihre Gewohnheiten und die Unterstützung von Menschen, die sie unterstützen, mit ihrer verstörenden Wahrnehmung im Leben zurechtzukommen.«

Neben kindgerechter Aufklärung (s. o.), warum der Bruder/die Schwester sich so anders verhält, ist eine Stressreduzierung für die Geschwisterkinder sowie die Steigerung des Selbstwertgefühls sehr wichtig. In ihrem liebevoll illustrierten Vorlesebuch für Kinder beschreibt Stefanie Kirschbaum sehr sensibel und kindgerecht, wie schwierig der Alltag schon für Kinder sein kann. Sehr hoffnungsfroh werden anschließend neue Lösungswege mit PEP kindgerecht dargestellt (*Klopfen für Kinder. Das Vorlesebuch* von Kirschbaum 2019). Mit diesem Vorlesebuch können Eltern und Geschwisterkinder gemeinsam erste Erfahrungen mit dieser Selbsthilfetechnik machen.

Auch Kinder rutschen manchmal in eine Altersregression. Unterstützung von außen ist dann hilfreich, damit sie ihre gesamte – wenn auch vielleicht noch nicht lange – Lebenserfahrung nutzen können:

Groß bleiben

Malte, der kleine Bruder eines autistischen Therapiekindes, war zum Beratungszeitpunkt 8 Jahre alt. Malte war in seinen ersten Lebensjahren, während sein drei Jahre älterer Bruder schwere Zeiten wegen seines Autismus durchlebte, ein unauffälliges Kleinkind gewesen. Die ganze Aufmerksamkeit der Eltern konzentrierte sich darauf, die aggressiven Ausbrüche des »Großen« zu managen. Eine besonders schwere Zeit begann für die Familie mit der Einschulung des älteren Kindes.

Malte war zu Schulbeginn des Bruders 3 Jahre alt und mit den aggressiven Attacken seines Bruders konfrontiert. Der Bruder war durch den Schulalltag völlig überfordert und ließ dies ohne Hemmungen an seinem kleinen Bruder aus. Die Mutter musste permanent auf die beiden Söhne aufpassen. Der Große nutzte jede Gelegenheit, den Kleinen entweder verbal schlechtzumachen oder ihn auch mit voller Wucht in den Bauch zu boxen. Dennoch suchte der Kleine immer wieder den Kontakt zum großen Bruder und konnte nicht verstehen, warum dieser ihn immer und immer wieder von sich stieß.

Es dauerte fast 5 Jahre, bis sich die Stresssituationen für den Großen durch eine gute Schulbegleitung und autismusspezifische Förderung reduzierten. Das war eine lange Zeit, in der der »Kleine« von seinem Bruder immer wieder heftige Abneigung erfahren musste und es für ihn wenige Möglichkeiten gab, seine Wut, Enttäuschung und vielleicht auch Trauer über diesen abwehrenden, großen Bruder zum Ausdruck zu bringen.

Doch kaum wurden seine Schwierigkeiten geringer, traten bei Malte extreme Wutattacken auf. Die Mutter machte sich große Sorgen, und so meldete sie ihn bei mir an. Mit seinen 8 Jahren konnte er die Situation erstaunlich gut reflektieren. Er wusste genau, dass er sich so verhielt, wie sein Bruder sich verhalten hatte, als es dem schlecht ging. Er äußerte die Idee: »Wenn ich mich verhalte wie mein Bruder, dann muss er mich doch mögen!« Ich fragte ihn, wie alt er sich eigentlich fühle, wenn er so eine Wutattacke hätte. Ich erklärte ihm das Phänomen des »Schrumpfens« auf ein jüngeres Alter. Er verstand mich sofort und meinte, dass er dann vielleicht 3 oder 4 wäre.

Ich erklärte ihm das Kurbeln und sagte, er solle prüfen, was passiert, wenn er folgenden Satz ausspricht:

»Auch wenn ich mich manchmal wieder wie ›drei‹ verhalte, bin ich ein toller, starker Junge.«

Er kurbelte und sprach den Satz nach – ich sah ihm an, dass er sich dabei entspannte.

Noch besser gefielen ihm die Sätze: »*Ab jetzt bleibe ich der 8-jährige schlaue und starke Junge, der ich bin. Täglich werde ich größer!*« und »*Mein Bruder hat seine spezielle Wahrnehmung, ich vertraue auf meine!*«

Um sich im Alltag besser daran erinnern zu können, sollte er sich aus meiner Tieresammlung ein Tier für sich und eines für seinen Bruder auswählen. Für sich wählte er ein Tiger-Junges und für den Bruder ein Bären-Jungtier. Die Mutter berichtete, dass Malte im Anschluss an die Beratungsstunde ganz entspannt war. Seine Wutattacken wurden seltener, und er konnte mit den Besonderheiten des Bruders lockerer umgehen.

Ältere Geschwisterkinder fühlen sich oft verantwortlich für ihre jüngeren Geschwister. So fühlen sie sich auch verantwortlich für auffälliges Verhalten ihrer Geschwister und machen sich vermehrt Vorwürfe oder leiden unter Schuldgefühlen.

Sind die Geschwister älter als der Bruder oder die Schwester mit Autismus, liegen die Probleme oft anders. Die älteren Geschwister haben in ihren ersten Jahren ohne ein autistisches Geschwisterkind eine Zeit erlebt, die nicht durch den Autismus des Geschwisterkindes geprägt war. Auch wenn diese Zeit sich vielleicht nur auf ein oder zwei Jahre beschränkt hat, scheint dies doch auch für den späteren Verlauf der Geschwisterbeziehung prägend zu sein. Es finden dann in der Regel weniger Konkurrenzkämpfe statt. Dennoch entwickeln auch sie Neid, Wut und das Gefühl, ungerecht behandelt zu werden – das sind alles Gefühle, die auch Geschwister ohne Autismus in der Familie erleben.

Gegenüber autistischen Geschwistern mischen sich diese Gefühle aber häufig mit einem schlechten Gewissen und der Frage: »Darf ich überhaupt wütend sein?« Dieses Gefühls-Chaos ist oft schwer zu verarbeiten. Dieses Verantwortungsbewusstsein gegenüber dem

Bruder/der Schwester und den Eltern erleben Geschwisterkinder als sehr belastend.

Verantwortung beim Autismus lassen

So auch **Mike** (12 Jahre), dessen autistischer Bruder zwei Jahre jünger ist.

Die Eltern berichteten, dass Mike oft solche Bauchschmerzen habe, dass er nicht zur Schule könne. Ärztliche Abklärungen hatten keinen körperlichen Befund ergeben. Da ich beim Erstkontakt auf mein Angebot hingewiesen hatte, dass ich auch die Geschwisterkinder berate, kamen die Eltern auf dieses Angebot zurück. Mike fiel mir gleich durch seine wachen Augen auf. Dass er ein schlauer Kerl ist, zeigte er mir, indem er den magischen Zauberwürfel hinter seinem Rücken wieder in die richtige Farbsortierung brachte. Wir sprachen über den Autismus seines Bruders und darüber, welche Auswirkungen das auf ihn hat. Traurig meinte er, dass er doch seinen Eltern mit den Bauchschmerzen nicht noch mehr Sorgen machen will. Auch machte er sich den Vorwurf, dass er sich dann ja nicht um seinen Bruder kümmern könnte.

Da er sehr konkret die Bauchschmerzen loswerden wollte, fingen wir mit einer PEP-Bearbeitung an.

Er selbst hatte die Vorwürfe angesprochen, die er sich macht. Daher bot ich ihm als Erstes einen Selbstbestätigungssatz an: »*Auch wenn ich mir den Vorwurf mache, mich nicht um meinen Bruder kümmern zu können, wenn ich Bauchschmerzen habe, bin ich so, wie ich bin, in Ordnung.*« Auf die Frage, ob er bislang nicht anders konnte oder nicht anders wollte, als sich diesen Vorwurf zu machen, zögerte er. Er überlegte genau und kam dann zu dem Schluss, dass es vielleicht eine Mischung aus einem Großteil Nichtkönnen, aber auch einem Teil Nichtwollen sei.

Ich erklärte ihm, dass auch ein Nichtwollen berechtigt ist und es deswegen besonders wichtig ist, sich zu verzeihen, wenn man so oder so gehandelt hat, da man nicht anders konnte und vielleicht auch ein bisschen nicht wollte. Ich erklärte ihm eine Verzeihübung. Mit dem Klopfen auf den Zeigefinger sprach er mir den Satz nach: »*Und jetzt verzeihe ich mir volle Kanne, da mir klar wird, dass ich nicht anders konnte und ein bisschen vielleicht auch nicht anders wollte – und dazu stehe ich jetzt!*« Dies »dazu stehe ich jetzt« schien ihn schon ein Stück weit zu entlasten. Da mir aber in unserem Gespräch aufgefallen war, wie sehr es hier um den Kopf (Sorgen um Eltern und Bruder) und den Bauch (Schmerzen) geht, fragte ich ihn, was denn sein Bauch zu seinem Kopf sagen würde.

Nach dem »triadischen Konzept« von Gabriela von Witzleben (2019) bestimmen drei Kernbedürfnisse unser Leben: Beziehung, Sicherheit und Autonomie. Im Körper sind sie durch Bauch, Herz und Kopf repräsentiert.

Mike meinte, der Bauch sage: »Ich komme zu kurz. Ich muss dir wohl mal zeigen, dass es mich gibt!« Nach einer kleinen Überlegungsphase fügte er hinzu: »Aber, wenn ich nicht auf meinen Bruder achte, macht er so komische Sachen, und dann habe ich doch die Verantwortung dafür, dass er sich so komisch verhält.«

Hier war es mir wichtig, dass er die Verantwortung für das spezielle Verhalten seines Bruders an den Autismus abgeben konnte. Denn er sei schließlich nicht dafür verantwortlich, dass der Bruder sich so verhalte, wie er sich eben verhält. Daher suchten wir nach einem aussagekräftigen Satz dafür. Er atmete deutlich entspannter, und seine Augen leuchteten, als wir den folgenden Satz gefunden hatten: *»Auch wenn der Autismus meinen Bruder verhaltensoriginell macht, bin ich so, wie ich bin, völlig okay und bleibe in Sicherheit und lasse ich die komplette Verantwortung dafür bei dem Autismus.«*

Um ihn im Alltag an die Integration von Kopf- und Bauchgefühl zu erinnern, ließ ich ihn jeweils zwei Tiere aus meiner Spielzeugtiersammlung auswählen.

Für den Kopf wählte er einen Adler, der Bauch bekam einen Tiger. Er meinte, nun könnten die beiden Freude werden.

Die Bauchschmerzen besserten sich zunehmend. Da er mir im Gespräch für sein Alter extrem reflektiert vorkam und mir seine Fähigkeiten, schnell und logisch zu denken, überdurchschnittlich erschienen, riet ich der Mutter zu überprüfen, ob nicht eine Hochbegabung vorliegen könne. Ein erfahrener Begabtendiagnostiker testete ihn und empfahl, eine Klasse zu überspringen. Diese Herausforderung tat nicht nur seinem Kopf gut (ein Jahr im Eilverfahren aufzuholen schien ihm zu gefallen), auch sein Bauch war nun immer zufriedener und meldete sich nicht mehr mit Schmerzen.

Eltern, die Kinder mit und ohne Autismus begleiten, müssen also mit der Herausforderung klarkommen, ihren Kindern und deren meist sehr unterschiedlichen Bedürfnissen gerecht zu werden. Zusätzlich kann es für sie erschwerend sein, dass ein Geschwisterkind sich wie die Schwester/der Bruder aus dem Autismus-Spektrum verhält, um ebenso viel Aufmerksamkeit zu bekommen. Manchmal nimmt das

Verhalten dieser Kinder dann so autistische Züge an, dass schwer zu unterscheiden ist, ob auch dieses Kind autistisch ist oder es sich aus Loyalität zu seiner Schwester/seinem Bruder so verhält. Hier ist es sowohl für die Eltern als auch für die Geschwisterkinder hilfreich, Glaubenssätze und destruktive Gedanken zu hinterfragen und sie zu bearbeiten.

Wichtige Tipps für Eltern, die sowohl neurotypische als auch autistische Kinder haben

- Ganz wichtig: Die Eltern lieben und akzeptieren die Stärken und Schwächen ihrer Kinder so, wie sie sind.
- Besprechen Sie die Diagnose offen in der Familie. Es kann den Kindern helfen, wenn sie wissen, was ihr Bruder/ihre Schwester genau hat. Manchmal lassen sich Konflikte auf diese Weise vermeiden.
- Die Geschwister beobachten das Verhalten der Eltern. Wenn die Eltern zum Beispiel in der Öffentlichkeit ruhig bleiben und offen damit umgehen, ein Kind mit autistischer Wahrnehmung zu haben, beruhigt dies alle Kinder.
- Teilen Sie Ihre Aufmerksamkeit ein und reservieren Sie bewusst Zeit für das neurotypisch Geschwisterkind: Dies kann zum Beispiel ein vereinbarter Zeitraum sein, in dem das Kind ein Elternteil ganz für sich alleine hat. Diese ungeteilte Aufmerksamkeit darf gerne zur Routine werden, auf die sich das Kind verlassen kann.
- Übertragen Sie den neurotypischen Geschwistern das Maß an Verantwortung, das ihrem Alter entspricht.
- Vertrauen Sie in die Fähigkeiten des autistischen Kindes: Manche Eltern trauen ihren Kindern weniger zu, als diese eigentlich könnten.
- Bringen Sie allen Gefühlen anderer eine gewisse Wertschätzung entgegen und gehen Sie in den Austausch darüber, auch wenn es unangenehme Gefühle wie Eifersucht und Hass sind. Denn so erfahren die Kinder, dass es keine falschen Gefühle gibt. Sie dürfen – wie »normale« Kinder auch – ihren Geschwistern gegenüber auch diese Gefühle empfinden. Sie müssen nicht alles, was ihr autistisches Geschwister macht und sagt, aus Empathie gut finden.
- Klären Sie die Kinder über die Besonderheiten bei Autismus auf: Kinder verstehen mit zunehmendem Alter jedes Mal ein wenig mehr, und auftauchende Fragen können dabei sofort geklärt werden.
- Ermöglichen Sie Ihrem neurotypischen Kind ggf. die Teilnahme an einem Geschwisterangebot: spezifisch für Geschwister von Menschen mit Autismus.

Konflikte zwischen Lehrer und Eltern auflösen

Große Konfliktpotenziale erlebe ich immer wieder zwischen Eltern und Institutionen. Es lohnt sich, gemeinsam in einen ehrlichen und konstruktiven Austausch ohne gegenseitige Vorwürfe zu kommen. Konflikte zwischen Lehrern und Eltern gehen oft so weit, dass Lehrer sagen: »Das Kind geht ja, aber die Mutter …!« Andersherum höre ich dann von den Eltern: »Mit dem Autismus komme ich klar, aber die Lehrer akzeptieren den Autismus nicht! Mein Kind braucht doch Unterstützung! Der Lehrer macht gar nichts!«

Beide Seiten haben Erwartungen, die die andere Seite nicht erfüllen kann oder will. Zeit- und Personalmangel sowie gesellschaftliche Herausforderungen sind sicher Gründe für ein »nicht anders können«. Beide Seiten definieren Ziele, zu deren Erreichung sie aber selbst nichts beitragen können. Das kann zur Folge haben, dass sie sich gegenseitig Fremdvorwürfe zuschreiben und einander »versklaven« – denn schließlich macht man sich auf diese Weise vom anderen abhängig.

Jeder scheint eine Lösung parat zu haben. Das Problem ist allerdings, dass immer der jeweils andere irgendetwas machen muss, was der wiederum nicht als Lösung ansieht und es deshalb nicht erfüllen will oder auch – warum auch immer – nicht erfüllen kann.

Damit das Schulleben gut funktioniert, gibt es klare Regeln und klare Grenzen. Die Aufgabe der Lehrer besteht darin, darauf zu achten, dass diese eingehalten werden. Und leider sind diese klaren Regeln nicht für alle Beteiligten wirklich so klar. Werden die aufgestellten Regeln und Grenzen nicht eingehalten, dann drohen den Kindern Konsequenzen – diesen Begriff verwendet man heute gern, um nicht mehr von Strafen sprechen zu müssen.

Wenn Erwachsene sich jedoch nicht an die Regeln halten, heißt es, es sei »nicht anders machbar« (z. B. bei zu hoher Schülerzahl in einer Klasse) oder »keine Zeit« (z. B. Arbeiten werden nicht rechtzeitig korrigiert) oder man habe »zu wenig Lehrkräfte« (wenn Unterricht ausfällt).

Woher kommt diese unterschiedliche Haltung? Und welche Glaubenssätze verbergen sich dahinter? Wie lässt sich dieses Dilemma auflösen? Nach meiner Erfahrung ist es hilfreich, wenn alle »in einem Boot sitzen« und wissen, wohin sie wollen. Dieses In-einem-Boot-Sitzen bedeutet, dass alle ungefähr das gleiche Wissen über das jeweilige Kind mit seinem speziellen Autismus haben. Es beinhaltet auch, dass Lehrer und Eltern Zeit benötigen, um sich in Ruhe austauschen zu können. Gegenseitiges Akzeptieren und Wertschätzen der jeweiligen Aufgaben gehören ebenfalls dazu. Eltern mit einem autistischen Kind haben enorme Herausforderungen zu leisten, und Lehrer haben ihre schulischen Hausforderungen zu leisten. Das kostet alle viel Kraft, Geduld und Wissen. Nicht immer hat man all das gerade parat – Eltern nicht und Lehrkräfte auch nicht.

Manchmal weiß man auch als Professioneller – ob Lehrer, Therapeut oder Psychologe/Arzt – nicht allumfassend genau, wie eine individuelle autismusspezifische Lösung für das Gegenübers aussehen könnte. Auch Profis können sich mal irren oder einfach nicht gut drauf sein – und sich infolgedessen ungerecht verhalten. Es gehört einiges an Selbstvertrauen bzw. Selbstakzeptanz dazu, sich solche »Schwächen« einzugestehen und dies zu kommunizieren.

Um im Bild des Bootes zu bleiben, macht es bekanntermaßen deutlich mehr Spaß, wenn alle in die gleiche Richtung »rudern«. Bislang habe ich es noch nicht erlebt, dass Lehrern und Eltern nicht dasselbe Ziel hätten. In der Regel hat sogar der Schüler das gleiche Ziel: den Schulabschluss gut zu schaffen. Das identische Ziel gemeinsam klar vor Augen zu haben macht es meist leichter, sich darüber auszutauschen, wie man dieses erreichen kann.

Eine wichtige Frage sollten sich alle Beteiligten stellen: »Hilft es uns, wenn wir Schwierigkeiten als Hindernisse sehen und uns gegenseitig die Verantwortung dafür zuschieben, diese aus dem Weg zu räumen, oder ist es besser, wenn wir sie gemeinsam auch als Chancen sehen, um an ihnen zu wachsen?«

Gut informierte Kindertagesstätten und Schulen

Da Kinder eine lange Zeit in Kindertagesstätten und Schulen verbringen müssen, ist es sehr hilfreich, wenn Erzieher und Lehrer sowie die anderen Mitschüler über autistische Wahrnehmung und die speziellen Bedürfnisse informiert werden. Bislang ist die schulische Situation für Schüler mit Autismus vielfach extrem schwer. Christine Preißmann (2007) fasst ihre eigenen Erfahrungen in folgendem Satz zusammen:

> »Wenn ich an meine eigene Schulzeit zurückdenke, kommen mir Erinnerungen an die schlimmste Zeit meines Lebens. Niemals sonst habe ich so sehr gelitten wie damals.«

Auch Robin Schicha hat Ähnliches erfahren. In seinem Buch *Außerirdische Reportagen vom Schulalltag* (Schicha 2015) berichtet er sehr detailliert über seine Erfahrungen als Asperger-Autist in der Schule. Da er das Gefühl hatte, nicht zu dieser Welt zu gehören, schildert er seine Erfahrungen aus der Sicht eines Außerirdischen, der von einem anderen Planeten kommt. Immer wieder beschreibt er Erlebnisse wie diese:

> »In der großen Pause konnte ich mich leider nicht erholen, da mir die Mitschüler öfter Klebestreifen ins Haar schmierten. Niemand half mir. (...)
>
> So hatte ich jeden Tag in der Schule Angst, dass ich etwas falsch machen würde (...) Ich beobachtete ganz akribisch die Mitschüler, wie sie sich verhielten. Aber ich wusste nie genau, was ich davon abgucken konnte und was nicht. Man bekam leider keine klaren Angaben dazu. Trotz aller Anstrengungen machte ich leider oftmals alles falsch.«

Kinder mit einer Asperger-Diagnose versuchen in aller Regel, so zu sein wie die anderen. Dennoch fallen ihre Schwächen in den sozialen Bereichen meist schnell auf. Für autistische Schüler ist es sehr schwierig, die »ungeschriebenen« sozialen Regeln zu entziffern. Besonders enttäuschend ist es für die betroffenen Schüler, wenn ihre sozialen Bemühungen im Zeugnis mit Sätzen beurteilt werden wie »Dein Sozialverhalten entspricht den Erwartungen mit Einschränkungen« oder noch schlimmer »Dein Sozialverhalten entspricht nicht den Erwartungen«. Hilfreicher wären sicher Formulierungen über Fortschritte vor dem Hintergrund der individuellen Ausgangslage des Betroffenen.

Wie wichtig Informationen über Autismus und dessen Auswirkungen für das Umfeld sind, habe ich durch eine Mutter erfahren, die mir ihr Erlebnis darüber in einem Beratungsgespräch schilderte:

Im Austausch sein

Die Mutter eines autistischen Jungen, selbst Lehrerin, hatte im Laufe der Grundschulzeit gute Erfahrungen gemacht, alle Menschen im Umfeld ihres Sohnes über dessen Besonderheiten aufzuklären. Sie machte sich die Mühe, mit jedem Einzelnen zu sprechen. Auch bei kleineren Veranstaltungen wie einem Sporttunier suchte sie den Kontakt zu den Verantwortlichen im Organisationsteam. Die Menschen konnten durch ihre Informationen – manche mehr, manche weniger gut – die »Schrulligkeit« des Jungen einordnen und ermöglichten ihm Auszeiten oder tolerierten ungewöhnliches Verhalten wie Händeflattern oder sich in seinen Hoodie zu verkriechen. Durch diese Vorbereitung und Einstimmung war es für die Betreuer kaum noch ein Problem, den Jungen in das Gruppengeschehen zu integrieren. Seine Teilnahme an diesen Veranstaltungen klappte ohne größere Zwischenfälle. Mit 12 Jahren wünschte er sich, an einem »Goldschürf-Wochenende« teilzunehmen zu dürfen. Da nun schon so viele Veranstaltungen gut geklappt hatten, war sich die Mutter sicher, dass sie nun keine ausführlichen Informationen mehr weitergeben muss. Daher verzichtete sie im Vorfeld auf die Aufklärung der Betreuungspersonen. Sie selbst freute sich auf ein ruhiges Essen in einem Restaurant. Doch konnte sie die Zeit nur bis zum ersten Schluck Wein genießen, da kam schon der Anruf, dass ihr Sohn sich unmöglich benehme und so auf keinen Fall weiter an der Veranstaltung teilnehmen könne. Sie solle ihn doch bitte abholen.

So gesehen scheint es nicht nur wichtig, das autistische Kinder gut vorbereitet werden auf Dinge, die für sie neu sind. Sondern auch Menschen ohne Autismus können ihre Fähigkeiten, ungewohntes Verhalten einzuordnen und zu tolerieren, deutlich steigern, wenn sie über die Besonderheiten von Autismus etwas besser Bescheid wissen.

Studien der Autismus-Forschungs-Kooperation (AFK) – einem Zusammenschluss von autistischen Menschen und Autismus-Wissenschaftlern der Humboldt-Universität zu Berlin – haben gezeigt, dass Lehrer mit sonderpädagogischem Schwerpunkt mehr über die Schwächen von Kindern mit Autismus wissen als Lehrer ohne diesen Schwerpunkt und die Vergleichsgruppe der Allgemeinbevölkerung. Doch wurde auch deutlich, dass alle 3 Gruppen nicht ausreichend über die Stärken autistischer Menschen informiert sind. Auch unterschätzten alle drei Gruppen, wie häufig Autismus vorkommt.

Man geht derzeit davon aus, dass etwa 1 % der Bevölkerung das Erbe für diese phänotypische Ausprägung in sich trägt – insgesamt also mehrere Hunderttausend betroffene Menschen in Deutschland. Es handelt sich somit keineswegs um ein Phänomen, das nur wenige betrifft. Umso wichtiger wäre es, Wissen über Autismus und andere Entwicklungsbesonderheiten auch in die Lehrerausbildung zu integrieren.

Diese Studien (AFK 2009) zeigen, dass es einen deutlichen Nachholbedarf gibt, was das Erlangen von Kenntnissen über assoziierte Schwächen und Stärken von autistischen Schülern angeht. In der Ausbildung zu diesen pädagogischen Berufen hat die Wissensvermittlung über Autismus also ein hohes Ausbaupotenzial.

Jedoch gibt es zunehmend Anfragen von Lehrerinnen und Lehrern nach Unterstützung in der Bewältigung autismusspezifischer Herausforderungen. Spezifische Aus- und Weiterbildungen zu diesem Spektrum können dazu beitragen, dass Konzepte, die sich bei der Beschulung von autistischen Schülern bereits bewährt haben, in den Schulen vermehrt umgesetzt werden können.

Mit gestärkter Präsenz den Handlungsrahmen erweitern

Auch das Konzept der »Neuen Autorität« ist, obwohl es nicht speziell für autistische Schüler entwickelt wurde, hervorragend geeignet, auch deren Schwierigkeiten zu vermindern (*»Neue Autorität« in der Schule: Präsenz und Beziehung im Schulalltag* von Martin Lemme und Bruno Körner 2019). Bei diesem Konzept geht es um die Stärkung der Erziehungsverantwortlichen, die aufgrund ihrer erhöhten Präsenz den Handlungsrahmen erweitern. Dabei geht es nicht um Kontrolle, Durchsetzung und Macht, sondern darum, Verbundenheit zu erzeugen, einfach da zu sein und die Verantwortung für Veränderungen zu übernehmen. Sicher benötigt die aktive Gestaltung von tragfähigen Beziehungen nach diesem Konzept Zeitfenster, die im Schulalltag nicht immer vorhanden sind. Doch meiner Erfahrung nach lassen sich durch diese Haltung und die Zusammenarbeit aller – also Lehrer, Eltern und Therapeuten – auch Kinder mit starken Verhaltensauffälligkeiten wieder in die Gemeinschaft integrieren.

Als Therapeutin weiß ich eine konstruktive Zusammenarbeit mit den Lehrern meiner Therapiekinder sehr zu schätzen. Der Austausch mit ihnen über die Stärken und Schwächen des Schülers ist für mich wichtig, um für und mit dem Schüler autismusspezifische und schulintern mögliche Wege zu finden, die dem Schüler eine gute Teilhabe am Unterricht ermöglichen.

Ich freue mich, wenn die Lehrer mich als »Übersetzerin« für diese Kinder verstehen. So beklagte sich zum Beispiel einmal ein Lehrer: »Er macht nicht, was von ihm verlangt wird!« Ich versuchte, ihm zu übersetzen: »Seine Fähigkeit, sich in andere reinzuversetzen, ist autismusspezifisch noch nicht ausgereift! Vielleicht kann Ihnen folgende Haltung helfen? ›*Auch wenn er noch nicht verstehen kann, was ich von ihm verlange, bleibe ich in meiner Kompetenz und behalte den Überblick!*‹« Wenn ich dann ein kleines, aber erleichtertes Aufatmen oder auch nur den Anflug eines Blitzens in den Augen meines Gegenübers wahrnehme, weiß ich, dass das Angebot hilfreich war.

Manchmal löst ein solches Angebot auch Abwehr aus. Dann wird der Schüler zum Störenfried und Energieräuber. Ähnlich, wie es den Kindern aus dem Autismus-Spektrum ergeht, erleben das auch viele Kinder mit dem sogenannten »Aufmerksamkeits-Defizit-Syndrom« (ADS oder auch ADHS). In ihrem Buch *Mit ADHS und Freude durch den Schulalltag* beschreibt Claudia Reinicke (2015) in kurzer, konzentrierter Form, wie hilfreich es ist, Probleme in Ziele zu verwandeln, und wie auf diese Weise aus der ständigen Suche nach Fehlern ein Entdecken von vielen kleinen Erfolgen wird.

Wenn es Lehrern gelingt, die Andersartigkeit des Schülers aus dem Autismus-Spektrum nachzuvollziehen, überraschen mich diese Lehrkräfte mit kreativen Lösungen.

> Ein Mathematiklehrer fand zum Beispiel eine einfache, aber geniale Lösung für das Problem meines Therapiekindes. Dieser Junge sah keinen Grund, Rechenwege aufschreiben, da er die Lösung ja sehen und hören könnte. Der Lehrer fragte ihn, ob es ihm möglich sei, nach dem Aufschreiben der Lösung die Gegenprobe zu machen, also das Ergebnis durch Ausführen der Umkehrrechnung zu überprüfen. Das war für den Schüler problemlos möglich – alle waren zufrieden.

Auch diese Lösung ist verblüffend:

> Ein autistischer Drittklässler hatte noch nicht verstanden, warum es besser den Klassenraum verlassen sollte, wenn ihm alles zu viel wurde. Er ließ sich weder durch Worte noch durch An-der-Hand-Nehmen aus dem Klassenzimmer bewegen. Im Gegenteil: Wurde er angefasst, entwickelte er so extreme Kräfte, dass ein erwachsener Mann ihn nicht zum Rausgehen zwingen konnte. Alle machten sich große Sorgen. Die Lehrer sahen nur die Möglichkeit, die Eltern zu benachrichtigen und das Kind abholen zu lassen, um den Schutz der anderen Schüler zu gewährleisten. Die Leiterin dieser Grundschule, der die Inklusion am Herzen lag, hatte eine geniale Lösung für diese Situation. Sollte das Kind wieder keine anderen Möglichkeiten haben, als extreme Aggressionen zu zeigen, verlassen alle Mitschüler das Klassenzimmer mit dem Lehrer. Das autistische Kind bleibt mit seinem Schulbegleiter im Klassenzimmer, bis es wieder zur Ruhe kommt. Diese Idee war der Schlüssel zur weiteren erfolgreichen Beschulung des Kindes. Dieser Schüler war in späteren Klassen als Streitschlichter sehr erfolgreich, machte einen guten Schulabschluss und bekam einen Ausbildungsplatz bei einem renommierten Unternehmen.

Es kann also gelingen, gute Rahmenbedingungen für Schüler aus dem Autismus-Spektrum zu schaffen. Institutionsbedingt gelingt vielleicht nicht immer die Orientierung an Ressourcen und Interessen, aber es ist schon ein deutlicher Fortschritt, wenn der Versuch spürbar wird, dass man zwischen Grenzsetzung und Ermöglichungen unterscheidet. Manchmal ist es für die Lehrer wichtig zu wissen, dass diese Haltung ja auch für die anderen Schüler genauso hilfreich ist. Denn sie können ja nicht einen ganz anders behandeln als die anderen. Das wäre sozusagen eine Bevorteilung des Schülers mit einem Nachteil. Eine genaue, möglichst schriftliche Verabredung von Nachteilausgleichen ist dabei immer hilfreich, um auch nachfolgenden Lehrern die Möglichkeit zu geben, vom Erprobten zu profitieren. Denn die Nachteile, die sich aus der autistischen Wahrnehmung ergeben, verschwinden ja leider nicht. Es ist inzwischen bekannt, dass Autismus nicht heilbar ist. Es geht also immer um den Ausgleich eines bleibenden Nachteils. Leider habe ich es schon erlebt, dass die Erfolge, die sich mit Nachteilsausgleichen einstellen, falsch gedeutet werden. Aussagen wie »Es läuft doch alles gut, dann können wir doch jetzt die Schulbegleitung beenden« oder »Jetzt kann er doch an allen Unterrichtsstunden teilnehmen!« machen den Wunsch der Beteiligten deutlich, dass es doch nun genug mit der Sonderrolle sei. Interessanterweise hat niemand solche Ideen bei Brillenträgern. Hat man nach einer gründlichen Untersuchung beim Augenarzt eine passgenaue Brille bekommen und kann nun wieder einwandfrei lesen, kommt auch keiner auf die Idee, dass man die Brille wieder abgeben könne.

Gemeinsam gegen Ausgrenzung und Mobbing

Ein weiteres, sehr großes Problem für Schüler mit einer Autismus-Diagnose ist Mobbing in der Schule. Nach einer aktuellen Pisa-Studie wird an deutschen Schulen fast jeder sechste 15-jährige Schüler regelmäßig Opfer von teils massiver körperlicher oder seelischer Misshandlung durch seine Mitschüler. Auch Lehrer berichten von Mobbingerfahrungen. Es scheint schwierig, die Voraussetzungen für Mobbing zu erkennen und lösungsorientierte Konsequenzen im Schulalltag zu entwickeln und durchzusetzen.

Der Begriff Mobbing stammt aus dem Englischen und bedeutet »anpöbeln, fertigmachen« (*mob* = Pöbel, *mobbish* = pöbelhaft). Mobbing ist eine Form offener und/oder subtiler Gewalt gegen Personen, die über längere Zeit mit dem Ziel der sozialen Ausgrenzung ausgeübt wird. Es kann sich dabei um verbale und/oder physische Gewalt handeln. Zum direkten Mobbing zählen Hänseln, Drohen, Beschimpfen, Herabsetzen, aber auch Bloßstellen vor einer ganzen Gruppe. Als indirektes Mobbing kann man Ausgrenzen, Rufschädigung oder »Kaltstellen« durch das Vorenthalten von Informationen und Beschädigen von Eigentum der gemobbten Person bezeichnen.

Es gibt unterschiedliche Erklärungsansätze, warum dieses Phänomen offenbar ständig zunimmt. Ein Grund ist sicher, dass Werte wie Erfolg, Stärke, Durchsetzungswillen und Selbstbewusstsein in dieser Altersgruppe mehr zählen als Solidarität, Achtung oder Wertschätzung. Natürlich geraten nicht nur Autisten in Mobbingfallen. Aber solche Schüler erhalten im Gegensatz zu Menschen ohne Autismus weniger Unterstützung während und nach dieser traumatischen Erfahrung. Ihr Verhalten, das autismusbedingt »andersartig« ist, wird oft als Erklärung für die Ausgrenzung durch Mitschüler erlebt. Die regelmäßig praktizierte »Lösung« besteht also darin, dem Mobbingopfer zu »besserem Benehmen«, das heißt mehr Anpassung, zu raten. Aber leider heißt das ja nichts anderes als: Du bist selbst schuld, wenn dir so etwas passiert.

Für mich ist es deshalb immer wieder nicht verwunderlich, warum ich mit den Kindern so lange nach guten Selbstbeziehungssätzen suchen muss. Denn sie haben immer und immer wieder gelernt, dass sie eben nicht okay sind – so, wie sie sind. Mobbing gegen Autisten ist nicht »normal« und es ist auch keine Folge von Autismus. Das Anderssein als Ursache des Mobbings zu sehen und sich an die Attacken als eine Art »Naturgewalt« zu gewöhnen ist fatal und hat nachhaltige Auswirkungen auf die Psyche eines Menschen. Wenn die Lehrer das Mobbing nicht anerkennen, weil sie ebenfalls durch das außerhalb der Norm liegende Verhalten des Schülers irritiert sind, erschwert das den Konflikt des Schülers mit Mobbingerfahrungen zusätzlich. Besonders die Pausen sind für diese Kinder in der Regel extrem belastend. Denn da bekommt keiner der Erwachsenen mit, wie diese Kinder ausgelacht, gemobbt oder ausgenutzt werden.

Ein erster Schritt, aus einer Opferrolle herauszukommen, kann es sein, sich mit einem Therapeuten über diese oft belastenden Erfahrungen in der Schule auszutauschen. Jedoch sind alle Erwachsenen gefragt, sich darum zu bemühen, dass sie diese besondere Belastung nachempfinden können und nach Lösungen für das Kind oder den Jugendlichen suchen.

Auf neuen Wegen

Auch **Klaudia**, ein 13-jähriges Mädchen mit Autismus, war so ein Mobbingopfer. Auch sie musste schon seit der ersten Klasse die Erfahrung machen, dass sie so, wie sie ist, ständig von ihren Mitschülern ausgelacht, erniedrigt und drangsaliert wurde.

Erschwerend kam für Klaudia hinzu, dass die Erwachsenen um sie herum nicht sehen konnten oder es auch nicht wollten, dass es sich um Mobbing handelt. Immer wurde dem Mädchen geraten, sie solle sich anders verhalten, dann würden die Mitschüler auch nicht so aggressiv werden. Klaudia litt zunehmend unter den Attacken und dem fehlenden Schutz durch Erwachsene. Um sich zumindest körperlich schützen zu können, trainierte sie sehr ausdauernd ihre Muskelkraft.

Nun kam es immer öfter zu körperlichen Auseinandersetzungen, in denen Klaudia den Mobbern körperlich deutlich überlegen war. Die

Folge davon war, dass sie als »Täter« bestraft wurde und Schulverweise hinnehmen musste.

In einer Therapiestunde berichtete sie mir, dass es wieder Ärger gegeben hätte und eine Klassenkonferenz einberufen wird. Ich ahnte schon, dass es richtig Ärger gegeben hatte.

Klaudia war zum wiederholten Male von einer Mitschülerin mit dem Video eines Satirikers konfrontiert worden. Diesen zynisch ironischen Text des Liedes zu verstehen ist für einen Autisten nicht möglich. Klaudia fühlte sich von der Mitschülerin provoziert. Ein Wort gab das andere, und es artete in einen körperlichen Kampf aus. Wie erwähnt ist Klaudia gut trainiert und war so wütend, dass 7 Leute versuchten, sie zurückzuhalten. Einer Lehrerin gelang es, Klaudia zum Rausgehen aus dem Klassenzimmer zu bewegen. Warum solche Kämpfe immer stattfinden, wenn die begleitende Schulassistenz gerade den Raum verlassen hat, ist dabei für mich ein deutliches Zeichen, dass der eigentliche Aggressor ganz genau weiß, wann er still sein muss und wann er angreifen kann.

Natürlich war es nicht in Ordnung, dass Klaudia ihr »Kampfmonster rausholt«, wie sie das nannte. Sie hätte sich in dem Moment gewünscht, dass sie mit ihrem Leid und ihrer Not gesehen wird. Sie war noch darauf angewiesen, dass sie jemand aus der für sie bedrohlichen Situation nimmt und ihr das Beziehungsgeflecht, dem sie sich gerade unterlegen gefühlt hat, erklären kann. Hier gilt es, zusammen mit allen Erwachsenen Schutzräume zu entwickeln.

Für Klaudia war es in der Therapiestunde zuerst auch nicht so einfach, von dem Vorfall zu erzählen.

Da sie immer noch aufgeregt war, erklärte ich ihr das Klopfen. Zögerlich machte sie das mit und schien sich nach einem Klopfdurchgang mit anschließender Zwischenentspannung schon ein wenig entspannt zu haben.

Deutlich ruhiger wurde sie mit dem Selbstbestätigungssatz: »*Auch wenn mich meine Mitschülerin zur Weißglut bringt, bin ich eine erfolgreichere Gamerin!*«

Nachdem ihr das klar geworden war, konnte sie wieder den Stolz auf ihre Fähigkeiten spüren. Ganz entspannt verließ sie die Therapiestunde. Diese eine Stunde mit PEP hat noch nicht das Problem gelöst, dass Klaudia sich oft anders verhält als die »Norm«. Aber es ist ein erster Schritt, dass sie sich wieder etwas mehr selbst schätzen kann und wieder erkennt, dass sie Fähigkeiten hat und nicht nur über Defizite definiert wird.

9 Leichtigkeit und Humor in der täglichen Arbeit

Manchmal kommen meine Klienten mit leidvollen Erfahrungen von Überforderung oder Ohnmacht zu mir. Diese Erfahrungen sind nicht nur durch eine Art »Katastrophenbrille« zu betrachten, sondern lassen sich manchmal auch mit Humor etwas entschärfen. Meine Klienten nehmen es oft erleichtert an, wenn ich ein bisschen Leichtigkeit und Humor mit in die Therapie bringe. Die Würdigung des erfahrenen Leids ist für mich selbstverständlich und benötigt auch ausreichend Raum. Das heißt aber nicht, dass wir uns von dem erlebten Leid in eine Art »Leidensstrudel« mitreißen lassen müssen.

Die Konzentration auf individuelle Potenziale und eine Atmosphäre von Leichtigkeit und Humor sind dann nicht nur für den Klienten, sondern auch für den Therapeuten eine gute Hilfestellung, um aus dem Strudel wieder herauszukommen. Selbstverständlich darf dieser Humor nicht auf Kosten des Klienten gehen. Wichtig ist natürlich, dass sie den Humor auch verstehen. In vielen Therapiestunden habe ich gemeinsam mit meinen Klienten über viele lustige Dinge gelacht. Dabei haben wir nicht unbedingt immer denselben Humor – Männer lachen gern über andere Witze als Frauen, alte Menschen über andere als junge. Wir lachen alle gern, aber eben nicht alle über dasselbe.

Falls ich bei meinem Klienten keine eindeutigen Anzeichen dafür sehe, dass er meine Art von Humor teilt, biete ich etwas anderes an. Wichtig ist mir dann, dass der Klient sich auf eine andere Art vom erlebten Leid distanzieren kann. Denn letztendlich kann Humor ein Bereich der menschlichen Kommunikation sein, der alle Menschen mit oder ohne Autismus bei niederdrückenden Gefühlen wieder eine andere Sichtweise erlaubt. Wenn man als Therapeut einmal ein Gespür für diese Gratwanderung entwickelt hat, die man beschreiten muss, und man gemeinsam wieder lachen kann, ist es schon ein Gewinn.

Humor lebt immer von der herzlichen Beziehung zum Gegenüber. Allerdings muss ich mich schon erst einmal selbst auf die Schippe nehmen können. Wenn ich Glück habe und die Art des Humors treffe, die der Klient versteht, beginnt er oft auch damit. Es geht ja darum, den Klienten dabei zu helfen, dass sie ihren Blick liebevoller auf die eigenen kreativen Potenziale lenken. Manchmal ist es dabei wichtig, ihnen etwas zuzumuten, von dem sie selbst glauben, es nicht zu können. In solch einer wohlwollenden Zumutung liegt ja die Annahme von Stärke und Fähigkeiten, die die Klienten selbst (wieder)entdecken können – aber vielleicht brauchen sie dazu einen kleinen »Schubs«.

Beim kreativen Gestalten werden diese Potenziale schnell sichtbar. Aber auch beim Anwenden von PEP sind Klient und Therapeut aktiv und erleben beide ein gemeinsames Verwandeln von eingefahrenen Mustern. Wenn ich als Therapeut es (wieder) schaffe, die Ressource in meinem eigenen Verhalten und auch in dem Verhalten des Gegenübers zu sehen, bin ich weniger genervt oder gar aufgebracht durch »verhaltensoriginelle« Handlungen. Sicher bin ich dann geduldiger und toleranter. In dem Maße, in dem es mir gelingt, mein eigenes »(Fehl-)Verhalten« oder das vom Gegenüber positiv »umzudeuten« bzw. in einem anderen Kontext zu sehen, ermögliche ich nicht nur mir, sondern auch dem Klienten eine neue Sicht auf die Dinge. Wenn ich einem Verhalten eine andere Bedeutung oder Interpretation zuordne, kann ich dem Verhalten neue positive Aspekte abgewinnen, und die gute Absicht dahinter wird erkennbar.

Bei Menschen aus dem Autismus-Spektrum wir oft kritisiert, dass sie nicht den Überblick haben, was wirklich wichtig ist. Diese vermeintliche Unfähigkeit wird schnell zur Fähigkeit, wenn es um Detailgenauigkeit und Fehlerfindung geht. Es ist ein Unterschied, ob man abwertend feststellt »Das Kind kann Zusammenhänge einfach nicht erkennen« oder sich lobend äußert: »Das Kind hat einen bemerkenswerten Blick fürs Detail.« Dabei geht es nicht darum, die schlechte Seite zu ignorieren. Wichtig ist jedoch, die gute Seite genau zu erforschen und auszubauen.

Manchmal ist es auch wichtig, darauf aufmerksam zu machen, dass ein Verhalten, das in bestimmten Situationen als störend empfunden wird, in anderen Situationen eine absolute Stärke sein kann. So erzählte mir der bereits vorgestellte Klient, der als Erzieher in einem Kindergarten arbeitete, dass er sich vermehrt vergewissern müsse, ob alle Kinder wieder ins Haus zurückgekehrt seien. Dieses Verhalten störte ihn selbst sehr. Beim Nachfragen, was denn das Gute an dieser Genauigkeit sei, fiel ihm jedoch ein, dass er mit genau diesem Verhalten schon mehrmals dafür gesorgt hätte, dass ein Kind nicht aus Versehen vergessen wurde oder bei Unternehmungen unterwegs verloren gegangen sei. Aus dieser Sicht hatte er sein Verhalten noch nie gesehen und konnte aufhören, sich selbst deswegen Vorwürfe zu machen. Plötzlich fing er an zu lachen und meinte, dass er ja doch auch ganz schön stolz auf diese Fähigkeit sein könne.

In der Arbeit mit Menschen aus dem Autismus-Spektrum kann es dem Therapeuten passieren, dass auch er diese andere Wahrnehmung der Welt nicht achtsam begleiten kann und deswegen vom Klienten Dinge verlangt, die dieser gerade nicht leisten kann. Wenn das beim Klienten zu einem Overload führt, ist es mit der Leichtigkeit für beide – Klient und Therapeut – schnell vorbei. Das zügige Auffinden vom verlorenen Selbstwirksamkeitsgefühl durch Selbstbestätigungsätze kann die Situation für den Therapeuten und den Klienten wieder beherrschbar machen. Interessant ist dann, wer welchen Selbstbestätigungssatz braucht. Wenn sich im Therapeuten Gefühle von Versagen oder sogar Ohnmachtsgefühle breitmachen, ist ein schnelles Generieren von Selbstbestätigungsätzen absolut hilfreich.

Reframing kann dabei helfen, Dinge wieder geradezurücken. Selbst kritische Geister können die Dinge so manchmal aus einer anderen, vielleicht nicht mehr so belastenden Perspektive sehen.

Neuer Blickwinkel

Karl (13 Jahre), eines meiner misstrauischen Therapiekinder, äußerte sich zunächst bei meinem Versuch, seine Erfahrungen in der Schule zu positiv zu reframen, extrem kritisch. Das sei doch wohl das Allerletzte, das Grauen, das er täglich in der Schule erlebte, »nun auch noch für schönreden zu wollen«, war seine Meinung dazu. Ich las ihm folgendes Zitat vor:

> »Die hohe Kunst der positiven Weltgestaltung besteht darin, um die Abgründe zu wissen und dennoch auf das Gute fokussiert zu sein. Alles andere wäre naiv, was an sich nichts Schlechtes ist, zu erwachsenen Menschen jedoch nicht mehr so richtig passt!« (Bohne 2013)

Er hörte aufmerksam zu und verblüffte mich dann mit dem Satz: »Jetzt muss ich mir aber ein gutes Argument einfallen lassen, um meinen Kopf aus der Schlinge zu ziehen!«

Um Missverständnissen vorzubeugen, erklärte er mir auch noch, dass er da nun wirklich nichts gegen sagen könne. Und so konnten wir uns auf die Suche begeben, seine inneren Selbstwert-Räuber und negativen Glaubenssätze zu entlarven, die ihn daran hinderten, das Positive in seinem Leben zu sehen.

Im Finden von Selbstwert-Räubern sind wir fast alle Profis. Vielen von uns – egal, ob Kinder oder Erwachsene – fallen erstaunlich schnell negative Stimmen bzw. Glaubenssätze ein, die uns das Leben schwermachen. Das Schlimmste daran ist in der Regel, dass wir sie im Alltag noch nicht einmal bemerken. Sie arbeiten im Untergrund. Sobald wir aber genau nachfragen, was uns eigentlich hindert, kommen sie an die Oberfläche.

»Ich bin zu dumm«, »Ich bin ein hässliches Monster«, »Ich bin zu blöd für alles!« usw. Michael Bohne redet hier gerne von Selbstwert-Räubern oder Selbstsabotage. Doch so leicht die Selbstwert-Räuber zu identifizieren sind: Umso schwerer erscheint es zunächst, die entsprechenden Selbstwert-Spender oder, wie ein Jugendlicher sagte, »Selbstwert-Bringer« zu finden.

Wie gesagt, zuerst identifizieren und sammeln wir die Selbstwert-Räuber schriftlich auf einem Blatt Papier. Denn nur, wenn man selbst erkennt, was einem den Selbstwert rauben kann, kann man diesem Selbstwert-Räuber die Macht nehmen. Doch auch Selbstwert-Räuber, die in vielen Trainingslagern »gestählt« wurden, können neu »programmiert« werden und in Selbstwert-Spender bzw. Selbstwert-Bringer umgewandelt werden. Sehr hilfreich dazu ist der »Selbstwertgenerator« von Michael Bohne und Sabine Ebersberger (2019).

In ihm findet man mehr als 200.000 kraftvolle Affirmationen, die zum Nachdenken inspirieren und zu einem positiven Selbstbild anregen können. Einige wenige Anregungen sind für Menschen aus dem Autismus-Spektrum nicht gleich verständlich. So löste der Satzanfang »durch die Blume gesagt« bei einem meiner Therapiekinder heftiges Stirnrunzeln aus, und er schaute sich um, ob irgendwo eine Blume stehen würde. Doch nach einer kleinen Auflösung von mir, was dieser Spruch bedeutet, konnte er seinen passenden Satz finden:

»Irgendwie stellt sich heraus, dass meine Schwächen meine ›special effects‹ sind.«

Diese Affirmationen oder Kraftsätze lassen sich in einer bildhaften Sprache formulieren und/oder noch besser als Bild oder Gestaltung verankern. Ist der Respekt vor dem weißen Blatt noch zu groß oder der Glaubenssatz, dass man ja nicht malen oder zeichnen könne, noch so penetrant, wissen wir ja nun, wie wir durch Klopfen und Kurbeln Abhilfe schaffen können.

Unbedingt wichtig ist es auf jeden Fall, genau passende Sätze oder Bilder zu finden. Nur dann können sie auch starke Gefühle aktivieren und neue Energien freisetzen.

Beispiele für solche Powersätze

»Meine Schwächen sind meine special effects!«

»Ich erlaube mir, Schritt für Schritt auf meine Art erfolgreich zu sein!«

»Ich bin ein Mensch – mit der wunderbaren Bandbreite der Gefühle!«

»Ab heute lasse ich die Verantwortung da, wo sie hingehört!«

»Ich programmiere mein Gehirn auf Wertschätzung für mich selbst!«

»Ab heute nutze ich die ganze Bandbreite meines Trainingslagers für meine Entwicklung/mein Wachstum.«

»Ich genieße und gönne auch anderen meine normale Einzigartigkeit!«

»Mich gibt's nur einmal.«/»Das Einzigartige an mir bin ich!«

»Ich bin nicht dafür zuständig, dass andere ihren Verstand einschalten!«

»Wozu wie die anderen sein wollen - die gibt's ja schon!«

»Jetzt feiere ich meine Rampensau!«

Stressprophylaxe für die Therapeuten

Wenn uns oben erwähnter »Leidens-Strudel« doch erfasst hat, kann es hilfreich sein, Michael Bohnes diagnostische Brille »aufzusetzen« und unser therapeutisches Handeln dadurch zu betrachten und zu reflektieren (s. dazu Abb. 20).

Durch diese diagnostische Brille beleuchten wir die Fragen: Was passiert gerade in mir? Warum habe ich im Moment kein Gefühl von Selbstwirksamkeit?

Die 5 Aspekte der Big-Five-Lösungsblockaden

1) Mache ich mir selbst einen Vorwurf?
2) Mache ich anderen einen Vorwurf?
3) Wie ist meine Erwartungshaltung?
4) Bin ich in die Altersregressionsfalle geraten?
5) Gibt es parafunktionale Loyalitäten?

PEP® Diagnostische Brille

	GEFÜHLE	GLAUBENSSÄTZE
Diagnostische Brille was sieht man?	parafunktionale (störende) Emotionen	Big-Five-Lösungsblockaden, einschränkende Beziehungsmuster und Glaubenssätze
Neurobiologische Ebene im Gehirn	Emotionsverarbeitende neuronale Netzwerke, z.B.Limbisches System/Amygdala	Kognitionsverarbeitende neuronale Netzwerke z.B.Präfrontaler Kortex
Art der Intervention	bi(tri)fokal, multisensorische Interventionen	Selbstbestätigung: »Auch wenn ich…, liebe und akzeptiere ich mich, so wie ich bin.«
PEP®	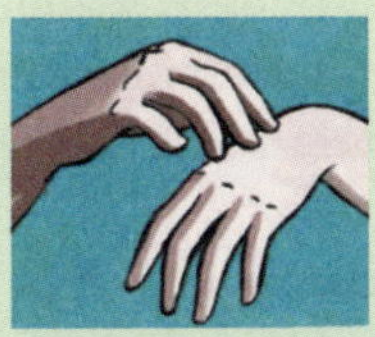	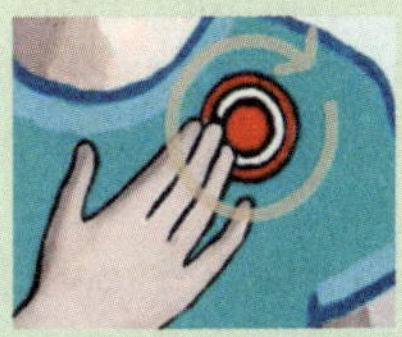
	KLOPFEN	KREISEN

Abb. 20: Diagnostische Brille

Mache ich mir selbst einen Vorwurf? Mache ich mir den Vorwurf, die Zeichen des Klienten nicht richtig interpretiert zu haben? Oder war ich nicht achtsam genug?

Auch hier sind die Fragen, ob man nicht anders konnte oder nicht anders wollte, wichtige Klärungsmittel. Denn diese Eigenvorwürfe nützen weder uns noch dem Klienten.

Sollte man, aus welchen Gründen auch immer, tatsächlich etwas falsch gemacht haben bzw. nicht achtsam genug gehandelt haben, ist es hilfreich, daraus zu lernen. Meine jungen Klienten sind oft ganz erstaunt, wenn ich meine Unachtsamkeit offen zugebe und wir gemeinsam nach einem neuen Lösungsansatz suchen. So löst sich nicht nur mein »Grummel«-Gefühl, sondern ich biete dem jungen Klienten ein Beispiel, wie man mit »Fehlern« umgehen kann.

Oder mache ich gerade anderen einen Vorwurf? Ein Gefühl nach dem Motto »Bürschchen, so kannst du nicht mit mir sprechen!« oder »Du musst schon respektvoller mit mir reden!« kann im Kontakt mit meinen jungen Klienten schnell entstehen. Hier ist immer wieder zu überprüfen: Kann der nicht anders oder will er nicht anders. In der Regel trifft die bestechende Ehrlichkeit dieser Kinder und Jugendlichen gerne Punkte, die das Gegenüber vielleicht gerade nicht hören will. Die Verantwortung für bestimmte, nicht »normgerechte« Ausdrucksformen beim Autismus zu lassen hat eine deutlich befreiende Wirkung.

Auch die **eigene Erwartungshaltung** zu hinterfragen kann die Selbstwirksamkeit wiederbeleben – z. B. wenn wir bei fehlendem Augenkontakt irritiert sind oder die Erwartung haben, dass bestimmte Probleme doch eigentlich schon längst gelöst schienen, nun aber doch wieder auftauchen. Hier ist es sehr förderlich, die eigenen Befindlichkeiten abzuklären und die Verantwortung für eventuelles »Fehlverhalten« nicht dem Klienten zuzuschieben.

Auch als Therapeut kann man schnell mal in eine **Altersregressionsfalle** treten. Wenn ich vom Klienten kritisiert werde: Wie alt fühle ich mich dann? Bin ich dann wieder das 10-jährige Mädchen, das vom Lehrer für ihr Fehlverhalten ermahnt wurde? Ich danke innerlich jedem Klienten, der mich auf solche kindlichen Anteile in mir aufmerksam macht, und aktiviere dann schnell mein jetziges Alter (Echtzeitalter). Die kindlichen Anteile dürfen spielen, und ich als Erwachsene kann mit Kritik meinem jetzigen Alter angemessen umgehen.

Die meisten Therapiekonzepte gehen von neurotypischen Wahrnehmungsmustern aus, die aber nicht unbedingt auf Menschen aus dem Autismus-Spektrum passen. Bleibe ich aus **Loyalität zu meiner Ausbildung** in Konzepten verhaftet, die meinem Klienten gerade nicht helfen?

Auch solche parafunktionalen Loyalitäten können der Selbstwirksamkeit entgegenstehen.

Methoden, die die therapeutische Arbeit mit PEP in herausfordernden Therapiesituationen erleichtern:

- sehr strukturierter Ablauf der Interventionen
- Klopfen bei parafunktionalen Emotionen
- Kurbeln bei parafunktionalen Glaubenssätzen
- Training der Selbstannahme trotz Ambivalenz
- Selbstwirksamkeits- und Antiregressionstraining
- KKT als Analyse und emotionale sowie kognitive Integration von un- bzw. vorbewussten psychodynamischen Aspekten

10 Und wann ist Schluss?

Therapien beenden

Oft bestimmen äußere Faktoren das Ende einer Therapie – die Kosten werden von der Krankenkasse nicht mehr übernommen, oder das Jugendamt ist nicht mehr zuständig. Doch wie finden Menschen mit Autismus ein *gutes* Ende ihrer Therapie?

Dieses Thema beschäftigt mich schon länger. Denn meine Klienten kommen ja unter anderem auch zu mir, da sie Schwierigkeiten mit Veränderungen haben. Da sind Anfangsschwierigkeiten ja sehr verständlich. Aber wie ist es mit dem Beenden der Begleitung?

Ein 15-jähriges Mädchen meinte, sie wolle Therapie machen, bis sie 100 Jahre alt sei. Da ich mehr als 40 Jahre älter als sie bin, machte ich sie darauf aufmerksam, dass das nicht möglich sei. »Na gut«, meinte sie, »dann halt, bis du 80 Jahre alt bist.« Auch das deckte sich nicht mit meinen Vorstellungen. Das in der Gruppentherapie sonst so stille andere Mädchen hatte eine brillante Idee. Merle könne ja zu mir kommen, bis sie 18 wird. Das fand ich sehr realistisch, Merle zunächst auch, aber als sie nachrechnete, dass sie dann nur noch 2 Jahre kommen könnte, verneinte sie das heftig.

Wann also ist der Zeitpunkt gekommen, eine Therapie zu beenden? Meist sind autismusspezifische Ziele, die am Anfang der Begleitung formuliert wurden, so weit gefasst, dass sie eigentlich nie ganz und vollendet erreicht werden können. Das Ende der Therapie bedeutet immer auch einen Abschied und für den Klienten auch eine Umstellung und Veränderung. Wenn die Therapie gut gelaufen ist, hatte der Klient im Therapeuten jemanden, der ihn versteht und stärkt. Damit der Klient diese Veränderung gut meistern kann, ist es wichtig, das Ende der therapeutischen Beziehung in der Therapie immer wieder zu thematisieren.

Welches sind die Ziele für die weitere Entwicklung? Was kann der Klient tun, um das Erreichte zu bewahren und sich seinen längerfristigen Zielen weiter anzunähern? Dabei scheint es für den Klienten leichter zu sein, zu einem Ende zu kommen, wenn wir unseren Blick auf das Erreichte, also auf Lösungen richten und nicht auf das »Nicht-mehr-vorhanden-Sein« von Problemen. Autismusbedingt wird es immer wieder Situationen geben, die für den Klienten eine Herausforderung darstellen und somit ein Ende der Therapie unmöglich machen.

Wenn wir auf bereits erreichte Ziele schauen, verändert sich auch die Sichtweise der Klienten. Dann schauen wir gemeinsam noch mal auf eine erfolgreiche Teilnahme an einem Sportfest, an eine als positiv erlebte Klassenfahrt oder eben auch einen guten Schulabschluss zurück. Mit dem »Sammeln« vieler solcher positiv erlebten Momente und Erfahrungen fällt es den Klienten zunehmend leichter, selbst achtsam und wertschätzend für seine eigenen Bedürfnisse zu sein. Und diese wandeln sich mit jedem Tag, den wir älter werden. Kinder haben andere Bedürfnisse als Erwachsene. In jeder Lebensphase achtsam dafür sein zu können und wertzuschätzen, was man kann und ist, kann für Menschen mit und ohne Autismus der Grundstein für tief empfundene Zufriedenheit sein. Je deutlicher diese Zufriedenheit beim Einzelnen spürbar wird, desto mehr wird er sich auf sein Fundament verlassen und weitere Steine auch ohne Unterstützung hinzufügen können.

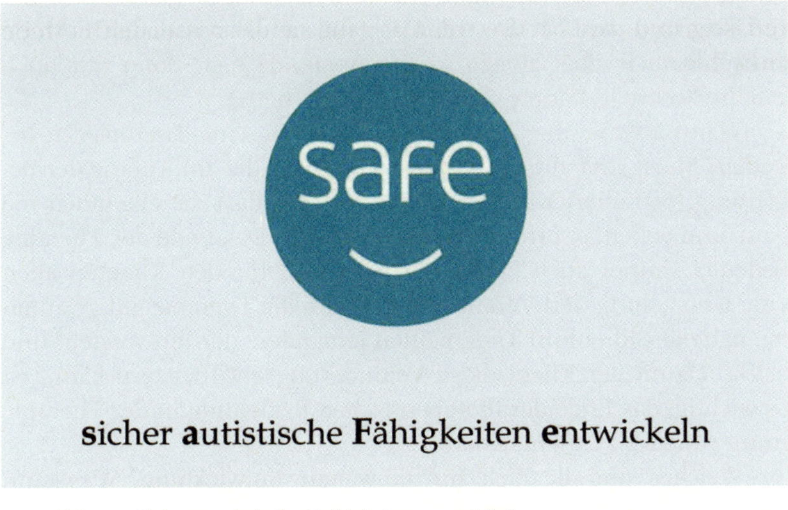

Abb. 21: Sicher autistische Fähigkeiten entwickeln

Resümee

PEP mit seinem klaren und vorhersehbaren Interventionsablauf lässt sich effektiv und effizient sowohl als Selbsthilfemethode anwenden als auch in die psychotherapeutische Begleitung von Menschen aus dem Autismus-Spektrum integrieren.

Kunsttherapeutische Interventionen helfen, die individuelle Kreativität zu entdecken, dabei Stärken und Ressourcen zu erkennen und deren Wertschätzung zu erlernen.

Wichtig ist, dass man mit jedem Klienten individuell erforscht, wann welche Techniken für seine spezielle Situation hilfreich sind. Es geht nicht darum, »den« Autismus zu heilen. Wichtig ist es, die Betroffenen dabei zu unterstützen, ihr Selbstwertgefühl zu stärken, sich von blockierenden Glaubenssätzen zu lösen sowie Gefühle von Leichtigkeit und Zuversicht zu ermöglichen.

Können Autisten denn überhaupt eine Beziehung zu Therapeuten aufbauen? Ich kann die Frage eindeutig bejahen. Meine kleinen und großen Klienten nehmen meine Beziehungsangebote sehr zuverlässig und dankbar an, wenn ich für sie die passenden Formen auswähle.

Danksagung

»Ein Vogel hat niemals Angst davor, dass der Ast unter ihm brechen könnte. Nicht, weil er dem Ast vertraut, sondern seinen eigenen Flügeln.«

(Unbekannt)

Oft ist es bei uns Menschen jedoch leider so, dass wir unseren »Flügeln« nicht vertrauen. Das erlebe ich nicht nur bei meinen vielen kleinen und großen Klienten, sondern auch bei mir selbst.

Ohne die Prozess- und Embodimentfokussierte Psychologie (PEP) von Dr. Michael Bohne – das Klopfen und Kurbeln, das Auflösen von negativen Glaubenssätzen und das Aufspüren von blockierenden Loyalitäten – könnten Sie, liebe Leser, dieses Buch jetzt gar nicht in den Händen halten. Ich danke dir, Michael, nicht nur, dass du diese Technik so konsequent entwickelt hast, sondern mich auch immer wieder tatkräftig bei diesem Buchprojekt unterstützt hast. Vielen herzlichen Dank!

Mit dem Klopfen und Kurbeln tauchte bei mir mit der Zeit ein kleines »Schreib-Pflänzchen« auf. Dank des sensiblen, achtsamen und mit solchen »Pflänzchen« sehr vertrauten Autoren-Coachings von Beate Ulrich wuchs und wuchs dieses zerbrechliche Pflänzchen. Liebe Frau Ulrich, tausend Dank, dass Sie sich nicht nur sehr behutsam meines Schreibpflänzchens angenommen haben, sondern auch mit Ihrem Kampfgeist und Ihrer Bestimmtheit Kräfte in mir mobilisiert haben, die ich bislang noch nicht kannte.

Ein ganz großer Dank geht auch an meine PEP-Kollegin, Dipl.-Psychologin Stefanie Kirschbaum, die das Manuskript sozusagen in der allerersten Fassung gelesen hat. Liebe Stefanie, du kennst dich mit den Gefühlen von Autoren wirklich sehr gut aus, und eine bessere Feedback-Geberin gibt es gar nicht. Vielen herzlichen Dank für dein wertvolles fachliches Feedback und deine vielen Ermutigungen.

Mit einem tiefempfundenen Liebesgefühl danke ich auch meinem Mann Gerald Schäfer, der sich als erster Testleser der vielen Doppelleerzeichen und Schreibfehler angenommen hat. Liebster Gerald, seit mehr als 25 Jahren machst du mir Mut, neue Dinge anzupacken, und stehst mir bei, wenn etwas nicht so klappt, wie ich mir das vorgestellt habe. Bei großen Entscheidungen (wie z. B. der Schritt in die Selbstständigkeit), aber auch bei kleinen (z. B., ob ich mir noch ein schönes Kleid in meiner Lieblingsboutique kaufen kann) bist du mein Herzensberater und -begleiter.

Auch an meine beiden inzwischen erwachsenen »Kinder«, Marlen und Julius Lorenz, geht mein Dank. Mit eurem Fachwissen habt ihr mir oft geholfen, Probleme mit dem Computer zu lösen, den ich zum Schreiben des Buches dringend brauchte.

Ich bin dankbar, dass ich im Carl-Auer Verlag Menschen angetroffen habe, die meine Idee zu diesem Buch interessiert aufgenommen haben und keine Mühe gescheut haben – auch unter dem Motto *Anders ist eine Variation von richtig* –, dieses Buch trotz Corona-Krise so schnell wie möglich herauszubringen. Mein besonderer Dank geht da an Matthias Ohler und Dr. Ralf Holtzmann, aber natürlich auch an alle im Carl-Auer Verlag, die daran mitgewirkt haben, dass dieses Buch nun erschienen ist.

Ich bin wirklich sehr beeindruckt, mit welcher Genauigkeit die Lektorin, Dr. Nicola Offermanns, die vielen kleinen und großen »Macken« im Text eliminiert hat. Ein herzliches Dankeschön an Sie, Frau Offermanns!

Eine der wunderschönen Karten aus dem Geschichten-Netzwerk von Gabriele Steinbach hat mir sofort als Titel dieses Buches gefallen. Liebe Gabriele, vielen Dank, dass *Anders ist eine Variation von richtig* nun als Buchtitel erscheinen darf!

Unglaublich beeindruckt hat mich Tim Schilling, ein junger, sehr talentierter Illustrator. In extrem kurzer Zeit hat er sehr präzise meine Vorstellungen umgesetzt und die wunderbaren PEP-Abbildungen gezeichnet. Lieber Tim, ich danke dir ganz besonders für diese tollen Zeichnungen, die du so ansprechend und lebendig gestaltet hast!

Auch bei Beatriz Moya Muriana bedanke ich mich ganz herzlich für den grafischen Feinschliff bei der Beschriftung der Zeichnungen. ¡Muchas gracias!

Einen ganz besonderen Dank möchte ich allen meinen kleinen und großen Klienten widmen, die mir zum Teil sehr still, zum Teil sehr extrovertiert gezeigt haben, was es bedeutet, eine autistische Wahrnehmung zu haben. Diese zum Teil langjährige Begleitung hat mich tief in deren Welt eintauchen lassen, und ich freue mich, dass wir gemeinsam so viele kreative Begegnungen hatten. Ohne sie wäre dieses Buch nie erschienen.

Anhang

Arbeitsblätter zu den Big-Five-Lösungsblockaden

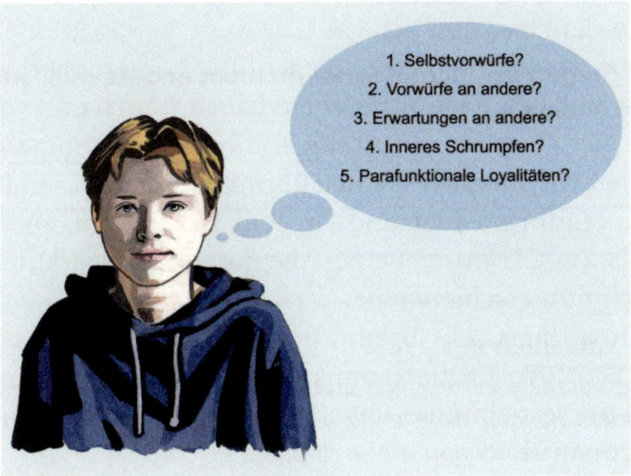

Arbeitsblatt Nr. 1: Selbstvorwürfe auflösen

1. Schritt: Selbstbestätigungssatz finden

Auch wenn ich mir vorwerfe, dass ______________________________

____

– liebe und akzeptiere ich mich so, wie ich bin.

Oder eine Variation davon, die passender ist, wie:

- für das Kernbedürfnis **Beziehung**:
  - *… wäre es wahrscheinlich gut, wenn ich mich so lieben und akzeptieren würde, so wie ich bin.«*
  - *… bin ich okay so, wie ich bin.*
  - *… beginne ich nun, mich zu …*
  - *… bin ich trotzdem eine gute Mutter/guter Vater.*
  - *… steckt das Potenzial in mir, eine richtig gute Mutter/ein richtig guter Vater zu sein.*
  - *… bin ich ein guter Gamer.*
  - *… kenne ich mich saugut mit Straßenbahnen aus.*
  - *… ist es ein Beweis für meine hohe Intelligenz/Kreativität, dass ich mich …*
  - *etc.*

- für das Kernbedürfnis **Sicherheit:**
  - *... bleibe ich in Sicherheit.*
  - *... behalte ich den Überblick.*
  - *... bleibe ich in meiner Kompetenz.*
  - *etc.*
- für das Kernbedürfnis **Autonomie:**
  - *... bleibe ich souverän und gehe meinen (ganz) eigenen Weg.*
  - *... nehme ich mir den Raum, den ich brauche.*
  - *etc.*

2. Schritt: Fragen Sie sich: Kannst du nicht anders oder willst du nicht anders?

____

____

____

____

3. Schritt: Verzeihübung

Und jetzt verzeihe ich mir voll und ganz, da mir jetzt klar wird, dass ich nicht anders konnte/ nicht anders wollte, und dazu stehe ich jetzt (oder das Verzeihen verdünnen, siehe Abb.).

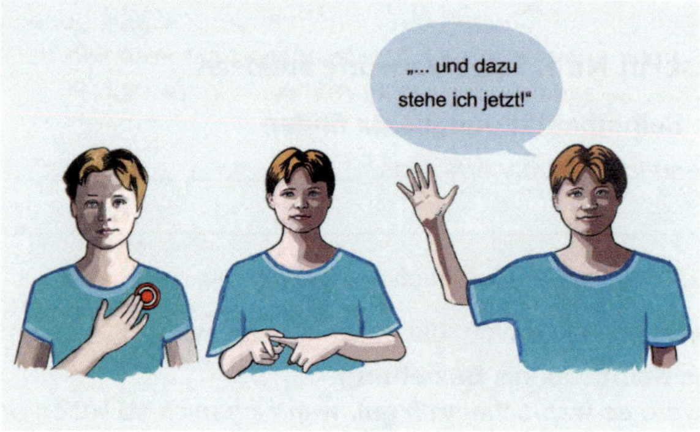

Falls es schwerfällt, sich vom Selbstvorwurf zu lösen:

Auch wenn ich lieber weiter leide, als mir selbst zu verzeihen, liebe und akzeptiere ich mich so, wie ich bin!

Arbeitsblatt Nr. 2: Fremdvorwürfe auflösen

1. Schritt: Selbstbestätigungssatz finden

Auch wenn ich ___ (hier Namen einfügen – z. B. vom Kind/Lehrer/Chef/von den Eltern) vorwerfe, *dass …* (hier den Vorwurf eintragen), *liebe und akzeptiere ich mich so, wie ich bin!* (oder eine Variation davon, s. o.).

2. Schritt: Fragen Sie sich: Konnte sie/er nicht anders oder wollte sie/er nicht anders?

____

____

____

____

3. Schritt: Verantwortung da lassen, wo sie hingehört

Auch wenn ______________________ (hier Person eintragen)

nicht anders konnte oder nicht anders wollte, als ______________

____

____

(hier ggf. den Vorwurf einfügen), *liebe und akzeptiere ich mich so, wie ich bin* (ggf. mit Verdünnung oder einem anderen Selbstbestätigungssatz) *und lasse seinen/ihren Anteil der Verantwortung komplett bei ihm/ihr und übernehme nur meinen Teil der Verantwortung!* (s. Abb.)

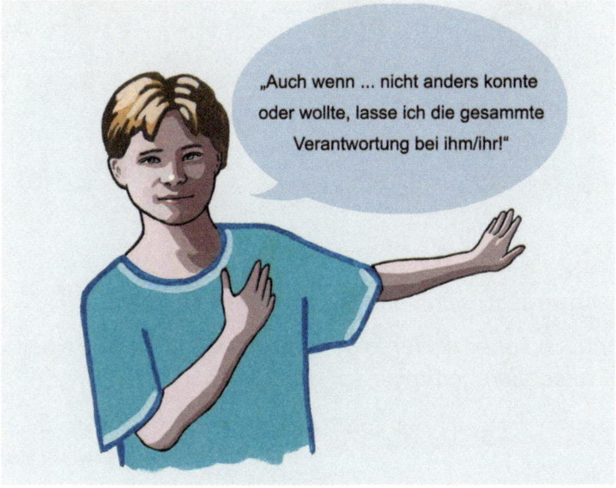
„Auch wenn ... nicht anders konnte oder wollte, lasse ich die gesammte Verantwortung bei ihm/ihr!"

- Bei Kindern oder Anteilen von inneren Kindern kann folgende Veränderung wichtig sein:

  Auch wenn ____________________________________
  (Namen einfügen)
  nicht anders konnte oder nicht anders wollte, als ________________
  (hier ggf. den Vorwurf einfügen), *liebe und akzeptiere ich mich so, wie ich bin* (oder die Variation davon)*, und lasse ich die komplette Verantwortung für sein/ihr Verhalten (alles, was er/sie getan hat und was er/sie nicht getan hat) bei ihm/ihr, denn er/sie war/ist erwachsen und ich ein Kind.*

- Falls es schwerfällt, sich vom Fremdvorwurf zu lösen:
  Auch wenn ich lieber weiter leide, anstatt die Verantwortung bei ______

  ____

  (Namen einsetzen) *zu lassen, liebe und akzeptiere ich mich so, wie ich bin!*

… oder nach den vermutlich noch vorhandenen Erwartungshaltungen forschen und diese bearbeiten.

Arbeitsblatt Nr. 3: Erwartungen bearbeiten

1. Schritt: Selbstbestätigungssatz finden

Auch wenn ich mir von ______________________________

____

____

(Namen einsetzen) *erwarte, dass* ______________________________

______________________________,

gehe ich meinen ganz eigenen Weg! (oder passende Variation)

Auch wenn ich die berechtigte Erwartung habe, dass ______________________________

______________________________,

gehe ich meinen ganz eigenen Weg! (oder passende Variation)

2. Schritt: Ablauf von Steigerungen

Auch wenn ich dadurch ein Ziel definiere, das ich nicht erfüllen kann, sondern ein anderer erfüllen muss, liebe und akzeptiere ich mich, wie ich bin!

Auch wenn ich dadurch dem anderen Macht über mich und meine Gefühle gegeben habe, gehe ich meinen ganz eigenen Weg!

Auch wenn ich mich an der Stelle ein wenig versklavt habe, gehe ich meinen ganz eigenen Weg!

Auch wenn ich dem anderen eine Fernbedienung für mich und meine Gefühle gegeben habe, gehe ich meinen ganz eigenen Weg!

Auch wenn ich ihm eine riesengroße Kiste Batterien mitgegeben habe, gehe ich meinen ganz eigenen Weg!

3. Schritt: Affirmation zum Loslassen von Erwartungen

Jetzt befreie ich mich innerlich dadurch, dass ich meine Erwartungen an

______________________________ (Namen einsetzen)

komplett
(oder konsequent) loslasse.

Es ist ein Zeichen für meine hohe emotionale Intelligenz, dass ich meine

Erwartungen an ______________________________ (Namen einsetzen) *loslasse!*

Jetzt versüße ich mir das Leben dadurch, dass ich meine Erwartungen an

______________________________ (Namen einsetzen) *komplett loslasse.*

Arbeitsblatt Nr. 4: Altersregression

1. Schritt: Selbstbestätigungssatz finden

Auch wenn ich in diesen Situationen immer wieder schrumpfe und vergesse, wie alt ich in Wirklichkeit bin, gehe ich meinen ganz eigenen Weg! (oder anderen Selbstbestätigungssatz)

2. Schritt: Kraftsatz finden

Jetzt bleibe ich die erwachsene und lebenserfahrene Frau, die ich bin!

oder:

Ab jetzt bleibe ich der ____ (Alter des Kindes) *Junge/das* ____ *Mädchen.*

Ich werde jeden Tag älter!

3. Schritt: Kraftbild finden

Hier ist Ihre Kreativität gefragt:

- Finden Sie eine passende Farbe
- oder eine passende Form
- oder ein passendes Motiv!

Arbeitsblatt Nr. 5: Loyalitäten klären

1. Schritt: Selbstbestätigungssatz finden

Auch wenn ich mir aus Verbundenheit zu ______________________

____

____

____

(Namen einsetzen) *nicht erlaube,* ______________________

____

____

____

(Wunsch/eigenes Ziel einsetzen), *gehe ich meinen ganz eigenen Weg!*

*(*oder anderen Selbstbestätigungssatz).

2. Schritt: Kraftsatz finden

Wenn ich jetzt ______________________

____

____

____

(Wunsch/Ziel einsetzen) *erreiche, …*

- *… bleibe ich trotzdem mit* ______________________ (Namen einsetzen) *verbunden.*
- *… bleibe ich trotzdem auf eine für mich gute Art mit* ______________________ (Namen einsetzen) *verbunden.*
- *… tue ich dies auch* ______________________ (Namen einsetzen) *zu Ehren.*
- *… bleibt das Leid von* ______________________ (Namen einsetzen) *gewürdigt.*
- *… tue ich dies in tiefster Verneigung vor dem Leid von* ______________________ (Namen einsetzen).

3. Schritt: Kraftbild finden

bunt oder schwarz-weiß, mit Stiften, Kreiden oder Wasserfarben:

Wichtig ist, dass es Energien freisetzt!

Kommunikation mit Menschen aus dem Autismus-Spektrum

sehr wichtig:

- Abläufe und Aufforderungen visualisieren
- klare Sprache verwenden: keine Floskeln, Metaphern, Redewendungen, keine Ironie
- »Entschleunigen«: Zeit geben, Antworten geduldig abwarten
- Stimming akzeptieren, weil es der Konzentration und dem Ausfiltern störender Reize dienen kann
- wichtige Botschaften nicht über Mimik und/oder Körpersprache transportieren
- kein Smalltalk als Pausenfüller
- Wahlmöglichkeiten für Entscheidungen visualisieren
- nicht von eigenen Gewohnheiten ausgehen, sondern die Erwartungshaltung anpassen
- einen für alle angenehmen Körperabstand einhalten
- nicht Körpersprache und Mimik des Autisten interpretieren, sondern das Gesprochene für sich sehen und verstehen

optional:

- Hintergrundgeräusche minimieren
- nicht durcheinander sprechen
- sich regelmäßig vergewissern, ob Zusammenhänge und Inhalte verstanden wurden
- für angenehmes Licht sorgen
- schriftliche Kommunikation anbieten

Defizite neurotypischer Menschen

Zum Abschluss noch ein Hinweis:

So, wie das Wissen über die Wahrnehmung autistischer Menschen hilfreich ist, ist es umgekehrt auch spannend, sich ein Bild über die Defizite der Menschen ohne Autismus zu machen.

Defizite neurotypischer Menschen

- Sie legen zu viel Wert darauf, dass man ihnen in die Augen schaut.
- Sie benötigen erst eine Corona-Pandemie, um zu erkennen, dass das Ritual des Händeschüttelns ein unnötiger Austausch von Bakterien und Viren ist.
- Sie sind oft zwanghaft sozial. Menschen sind ihnen wichtiger als Gegenstände.
- Sie legen kaum Wert auf Pünktlichkeit. 5–10 Minuten Verspätung sind für sie kein Grund, sich zu entschuldigen.
- Sie sehen oft nur das Ganze, leiden also unter einem eklatanten Mangel an Aufmerksamkeit für Details.
- Sie leiden unter mangelnder Fähigkeit, sich auf Routinen einzulassen. Denn sie scheinen Veränderung zu lieben und probieren immer wieder was Neues aus.
- Sie legen gerne Wert auf Äußeres. Obwohl das sehr viel Zeit und Energie benötigt, ist Ihnen das wichtig.
- Eine einfache Aufstellung von Fakten reicht nicht, neurotypische Menschen wollen alles in eine hübsche Grafik mit Bildern verpackt haben. Die Information aber bleibt dieselbe.
- Sie sagen häufig Sachen, die sie nicht so meinen – zum Beispiel bedeutet es keineswegs, dass ihr Kopf auseinanderplatzt, wenn sie sagen: »Mir platzt der Kopf.« Wenn Sie sagen, »räume die Geschirrspülmaschine aus!«, wollen sie auch, dass man die Teller in den Schrank zurückräumt. Ihnen fehlt es also an Gründlichkeit, alle Arbeitsschritte zu beschreiben.
- Sie machen viele, unerklärliche Dinge – zum Beispiel, Sport-T-Shirts mit Namen von anderen Menschen zu tragen!
- Sie sagen nicht immer die Wahrheit (obwohl man ihnen ansieht, dass es ihnen schlecht geht, sagen sie einem, dass es ihnen gut gehe)!
- Ihre Anweisungen sind oft nicht eindeutig. So ist zum Beispiel bei der Anweisung, zum Waffelbacken eine ganze Tüte Vanillezucker hinzuzugeben, nur gemeint, dass man den Inhalt und eben nicht die ganze Tüte hinzugibt!
- Sie lieben Ironie und Zynismus!

Literatur

Autismus-Forschungs-Kooperation (AFK) (2009): Ambulante Psychotherapie bei Personen mit Autismus. Verfügbar unter: https://www.autismus-forschungs-kooperation.de/psychotherapie-bei-autismus-und-asperger-syndrom, sowie unter: https://www.autismus-forschungs-kooperation.de/wissen-ueber-autismus-bei-allgemeinmedizinern/ und https://www.autismus-forschungs-kooperation.de/wissen-ueber-autismus-bei-lehrern [14.06.2020].

Aykroyd, D. (2013): Zitat verfügbar unter: https://www.dailymail.co.uk/health/article-2521032/Dan-Aykroyd-I-Aspergers--symptoms-included-obsessed-ghosts.html [14.6.2020].

Bajorek, A. u. J. Schulz, (2016): Wer fast nichts braucht, hat alles: Janosch – die Biographie. Berlin (Ullstein).

Barron, S. u. J. Barron (1998): Hört mich denn niemand? Eine Mutter und ihr Sohn erzählen, wie sie den Autismus besiegten. München (Goldmann).

Bohne, M. (2013): Feng Shui gegen das Gerümpel im Kopf. Blockaden lösen mit Energetischer Psychologie. Hamburg (Rowohlt).

Bohne, M. (2019): Klopfen mit PEP. Prozess-und Embodimentfokussierte Psychologie in Therapie und Coaching. Heidelberg (Carl-Auer), 4., überarb. Aufl.

Bohne, M. (2020): Bitte klopfen. Anleitung zur emotionalen Selbsthilfe. Heidelberg (Carl-Auer), 7. Aufl.

Bohne, M. u. S. Ebersberger (2019): Der Selbstwert Generator. Im Handumdrehen zu einem starken Selbstwert. Heidelberg (Carl-Auer).

de Shazer, S. (2008): Der Dreh. Überraschende Wendungen und Lösungen in der Kurzzeittherapie. Heidelberg (Carl-Auer).

Felitti,V. et al (1998): The adverse childhood experience (ACE) study. Relationship of childhood abuse and household dysfunction to many of the leading causes of death in adults. Verfügbar unter: https://www.ajpmonline.org/article/S0749-3797(98)00017-8/fulltext [14.06.2020].

Grandin, T. (1997): Ich bin die Anthropologin auf dem Mars. Mein Leben als Autistin. München (Knauer).

Grunwald, M. (2017): Homo Hapticus. München (Droemer).

Hüther, G. (2020): Akademie der Potentialentfaltung. Verfügbar unter: https://www.akademiefuerpotentialentfaltung.org [14.06.2020].

Kirschbaum, S. (2019): Klopfen für Kinder. Das Vorlesebuch. Heidelberg (Carl-Auer).

Lemme, M. u. B. Körner (2019): »Neue Autorität« in der Schule: Präsenz und Beziehung im Schulalltag. Heidelberg (Carl-Auer), 4. Aufl.

Marzo, C. u. R. Yehling (2015): Die Welle meines Lebens: Meine Diagnose: Asperger. Meine Gabe: Surfen. Mein Zuhause: der Ozean. Radolfzell am Bodensee (Sorriso).

Max-Planck-Institut für empirische Ästhetik (2019): Gute Kunst wirkt nach. Verfügbar unter: https://www.mpg.de/12625434/gute-kunst-wirkt-nach [13.5.2020].

Pfeiffer, A. (2018): Was ist dran am Klopfen? – Eine Übersichtsarbeit. *Verhaltenstherapie & psychosoziale Praxis* 3: 235243.

Preißmann C. (2007): Psychotherapie bei Menschen mit Asperger-Syndrom. Konzepte für eine erfolgreiche Behandlung aus Betroffenen- und Therapeutensicht. Stuttgart (Kohlhammer). Verfügbar unter: https://www.aerzteblatt.de/archiv/58210/Psychotherapie-bei-Menschen-mit-Asperger-Syndrom-Durchaus-liebenswerte-Persoenlichkeiten [14.06.2020].

Preißmann C. (2007): Psychotherapie bei Menschen mit Asperger-Syndrom. *Deutsches Ärzteblatt* 12: 566–568.

Reinicke, C. (2015): Mit ADHS und Freude durch den Schulalltag. Spickzettel für Lehrer. Heidelberg (Carl-Auer).

Schicha, R. (2015): Außerirdische Reportagen vom Schulalltag. Ein junger Autist beschreibt seine Erdensicht. Hannover (Rad und Soziales).

Schwarz, P. (2020): Heilung, Genesung, Prävention von Autismus? Verfügbar unter: *www.autismus-kultur.de* [13.05.2020].

Silberman, S. (2016): Geniale Störung. Die geheime Geschichte des Autismus und warum wir Menschen brauchen, die anders denken. Köln (DuMont).

Tammet, D. (2008): Die Elf ist freundlich, die fünf ist laut. Ein genialer Autist erklärt seine Welt. München (Heyne).

Theunissen, G. (2014): Menschen im Autismus-Spektrum: Verstehen, Annehmen, Unterstützen. Stuttgart (Kohlhammer).

Velásquez, J. L. P. a. R. F. Galán (2013): Information gain in the brain's resting state: A new perspective on autism. *Frontiers in Neuroinformatics.* Verfügbar unter: https://doi.org/10.3389/fninf.2013.00037 [13.05.2020].

Wagner, L. (2018): Der Junge, der zu viel fühlte. Wie ein weltbekannter Hirnforscher und sein Sohn unser Bild von Autismus für immer verändern. München (Europa).

Wellendorf, E. (1999): Es gibt keinen Weg, es sei denn, Du gehst ihn. Abenteuer des Werdens. Bedeutung der Kreativität. Stuttgart (Mayer).

Williams, D. (1994): Wenn du mich liebst, bleibst du mir fern. Eine Autistin überwindet ihre Angst vor anderen Menschen. Hamburg (Hoffmann & Campe).

Witzleben, G. von (2019): Das triadische Prinzip: Minimalinvasive Psychologie mit Bauch, Herz und Kopf. Heidelberg (Carl-Auer).

Über die Autorin

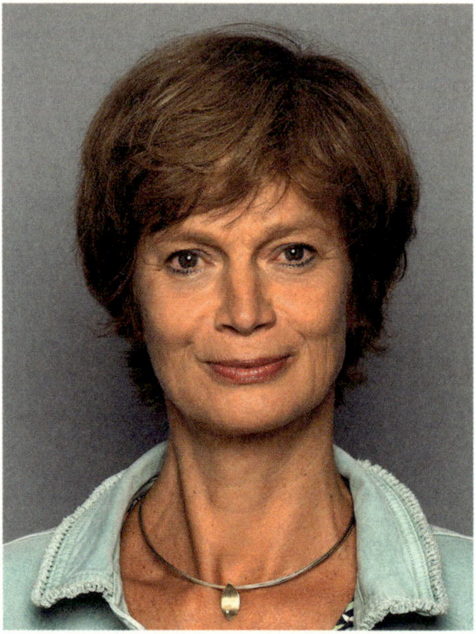

© FOTORAUM

Josephin Lorenz, Dipl.-Designerin, Psychoanalytische Kunsttherapeutin, Heilpraktikerin für Psychotherapie, zertifizierte PEP®-Anwenderin. Dozentin beim Kinder- und Jugendlichen-Curriculum bei Dr. Michael Bohne und dem Zentrum für Autismus Kompetenz Hannover (ZAK). Freiberufliche Kunsttherapeutin und Supervisorin. Seit 2013 in eigener Praxis mit Schwerpunkt Autismus in Kooperation mit dem Jugendamt der Stadt und Region Hannover.